中医名著临证解读丛书

《医林改错》临证解读

编著　贾海忠

整理　武世豪　张　楠　赖敏强　贾岱琳　钱丽丽　付灵韵
　　　李雯晖　赵翘楚

U0235568

人民卫生出版社·北京·

图书在版编目（CIP）数据

《医林改错》临证解读 / 贾海忠编著 . —北京：
人民卫生出版社，2020.8（2022.6 重印）
（中医名著临证解读丛书）
ISBN 978-7-117-30256-2

Ⅰ. ①医…　Ⅱ. ①贾…　Ⅲ. ①《医林改错》– 研究
Ⅳ. ①R223.1

中国版本图书馆 CIP 数据核字（2020）第 130161 号

人卫智网	www.ipmph.com	医学教育、学术、考试、健康，
		购书智慧智能综合服务平台
人卫官网	www.pmph.com	人卫官方资讯发布平台

中医名著临证解读丛书

《医林改错》临证解读

Yilin Gaicuo Linzheng Jiedu

编　　著：贾海忠
出版发行：人民卫生出版社（中继线 010-59780011）
地　　址：北京市朝阳区潘家园南里 19 号
邮　　编：100021
E - mail：pmph @ pmph.com
购书热线：010-59787592　010-59787584　010-65264830
印　　刷：三河市博文印刷有限公司
经　　销：新华书店
开　　本：710 × 1000　1/16　印张：11
字　　数：163 千字
版　　次：2020 年 8 月第 1 版
印　　次：2022 年 6 月第 5 次印刷
标准书号：ISBN 978-7-117-30256-2
定　　价：39.00 元

打击盗版举报电话：010-59787491　E-mail：WQ @ pmph.com
质量问题联系电话：010-59787234　E-mail：zhiliang @ pmph.com

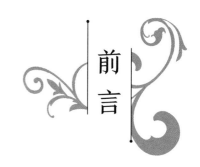

前言

　　青年中医是振兴中医事业的关键,只有会看病才能站稳脚跟,才能振兴中医。

　　2016 年 7 月 31 日,在中日友好医院最后一次门诊结束后,我决然辞去公职,按照"慈悲为本、方便为门"的愿望,怀揣弘扬中医、造福苍生的梦想,以培养会看病的年轻中医为己任,以建立中医连锁医馆为载体,创办了北京慈方中医馆,并于 2016 年 10 月 9 日正式开业。医馆成败的关键在于疗效,疗效的关键在于医生,而医馆的生机则在优秀的青年中医。

　　我学习、应用中医已经 40 年了,走过很多弯路,回头看,快速学好中医还是有一定捷径的。不想让新学中医的人重复我走过的弯路,帮助他们直接走到捷径上来,所以决定将我的经验体会讲出来。首先讲给慈方中医馆愿意快速成才的年轻医生,让他们的临床疗效迅速获得患者的认可。

　　中医书籍汗牛充栋,中医理论丰富多彩,临床疾病复杂众多,如何才能迅速提高临床疗效,取得患者认可就成了首要问题。人体任何脏腑经络组织都离不开气血,气血调畅则人体健康,在历代中医临床家中,王清任是比较善于调气血的医家,其代表著作《医林改错》给我们留下宝贵的经验,临床使用非常有效,所以先讲《医林改错》,作为第一阶。

　　中医讲"脾胃为后天之本",只有脾胃健壮,气血才能充足,疾病才易康复。在历代医家中,最善调脾胃的医家就数李东垣了,其晚年著作《脾胃论》是其毕生经验的精华,用药轻灵效捷,屡试屡验。只是因为语言表达古奥难明,年轻医生不易读懂,所以作为第二阶讲解。

　　学完用好前两阶,你会发现还有一部分错综复杂的病得不到很好解决,原因就是还没有掌握"肾为先天之本"的理论和诊治技巧。历代对此研究精深,运用娴熟的医家就数赵献可了,其代表作《医贯》是一部难得的好书,但受后世医家徐大椿《医贯砭》的误导,研读应用《医贯》的人越来越少。由于《医贯》切实具有解决复杂疑难病的理论和方法,所以,我把《医贯》作为第三阶来讲。

医圣张仲景的《金匮要略》以讲杂病为主、《伤寒论》以讲外感病为主,两书方药的有效性备受历代医家的推崇,但是对被现代医学洗脑的年轻中医来讲,学好、用好绝非易事,因此我觉得有必要将自己中西医结合研读应用30多年的体会讲出来。《金匮要略》作为第四阶,《伤寒论》作为第五阶。

相信经过这五阶的循序渐进,边学边用,再参学诸家,青年中医就一定能够做到临床思路清晰、疗效优异。

出版之际,对为本套丛书付出辛勤劳动的人民卫生出版社编辑们深表谢意,对负责文字整理的弟子们一并致谢。

由于时间仓促,本书整理中疏漏和不足之处在所难免,敬请同道批评指正。

贾海忠

2020 年春节于北京

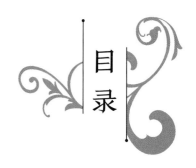

目 录

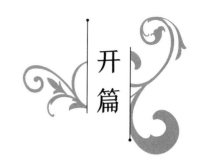

对于《医林改错》这本书，我的第一印象是上大学的时候，教我们各家学说的老师讲："《医林改错》，越改越错。"不建议学生们去读这本书，结果就耽误了我好多年，没有重视这本书。

在我毕业以后，有件事给我留下的印象非常深刻，就是我的一个邻居，她已经生了第一胎，想要生二胎，却一直怀不上，她就来我这儿看，因为那时候我的书很多，当时恰好就翻了《医林改错》这一本书，里面正好记载着一个方子——少腹逐瘀汤，可以治疗不孕。然后我就把少腹逐瘀汤原方给那个病人用上，因为这个方子王清任写的方歌很明确："种子安胎第一方"！王清任认为少腹逐瘀汤种子安胎效果比别的方子都好。按照王清任的说法，这个方子用 2~4 个月经周期，基本上就可以怀孕了。于是我就原方不变，原剂量给我邻居用上了。而且每个月经周期用 5 剂药，也就是说只需要吃 5 天，需要吃的药很少，也不用花多少钱，结果吃了大概是 10 剂药或者是 15 剂药（因为时间比较长了，我也记不太清楚了）就怀孕了。所以这个少腹逐瘀汤给我的印象特别深。

后来，又遇到一个病人，也是不孕，没有怀过孕，但是月经正常，她问我有没有治疗不孕的方子，我还是给她开少腹逐瘀汤吃。但是这个病人还有一个特点——无排卵，我不知道王清任的这个少腹逐瘀汤能不能治无排卵，我就给她同时配上西药促排卵药，结果 4 个月以后她告诉我说怀孕了，又过了大概 2 个月做检查说是双胞胎。说明少腹逐瘀汤这个方子是很好的，所以我慢慢觉得《医林改错》也是一本好书。可后来在临床工作中也没有那么多的时间去把整个原著细读一遍。直到大概 10 年前，才有机会从头到尾认真研读数遍，还把里面的大部分方子在临床中一个一个去验证，结果觉得《医林改错》这本书太好了，里面的 33 张方子几乎个个都好用！

《医林改错》这本书分两个部分,前半部分讲的是医学道理,就是王清任认为古人哪里错了,他去改古人的错。他对人体解剖的描述确实要比古人更详细一些,不过他的判断也确实有他的错误,但是他的错误并不影响他之后总结出来的 30 多个方子的临床有效性。所以说如果读《医林改错》,我们不要用挑剔的目光去读,就像我们对待每一个人,如果你用挑剔的目光看每一个人的话,那么每一个人都会成为你的敌人,就不会成为朋友了;如果你是用欣赏的眼光去看每一个人的话,那么每一个人就都能成为你的朋友,我们也能从他们身上学到很多东西。我们读书也是这样,如果我们读《医林改错》老是盯着他错的地方,那你这本书看完了,你看到的全是错误,好东西没看见,也学不到任何东西。我之所以想讲一下《医林改错》,就是想让我们真正做临床的人体会到,《医林改错》是来自于实践的、久经考验的,在中医学史上具有重要历史地位的一本书。前面说理的那部分我就先不讲了,因为王清任讲的关于解剖的描述,比现代医学的解剖差得太远,描述得太粗糙了,关于解剖这一部分,我们学现代西医的解剖学就够了。我们先直接讲他的这些方子,主要是讲这么多年来,我对《医林改错》里面所出现的方子在临床使用过程中的一些心得体会。当然有些我没有用过,对于那些方子我会讲得简略些。另外,关于本书的剂量换算,是参照清代至新中国成立初期的度量衡换算的。基本按 1 斤 =16 两 =500g,1 两 =10 钱 ≈30g,1 钱 =10 分 ≈3g(3 钱 =9~10g),换算而成。

下面我们先来看第一讲。

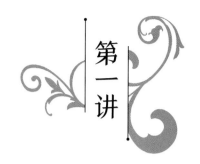

方　叙

【原文】

余不论三焦者,无其事也。在外分头面四肢,周身血管;在内分膈膜上下两段。膈膜以上,心肺咽喉,左右气门,其余之物,皆在膈膜以下。立通窍活血汤治头面四肢、周身血管血瘀之症;立血府逐瘀汤治胸中血府血瘀之症;立膈下逐瘀汤治肚腹血瘀之症。病有千状万态,不可以余为全书。查证有王肯堂《证治准绳》,查方有周定王朱橚《普济方》,查药有李时珍《本草纲目》,三书可谓医学之渊源。可读可记有国朝之《医宗金鉴》,理足方效有吴又可《温疫论》,其余名家,虽未见脏腑,而攻伐补泻之方,效者不少。余何敢云著书,不过因著《医林改错·脏腑图记》后,将平素所治气虚、血瘀之症,记数条示人以规矩,并非全书。不善读者,以余之书为全书,非余误人,是误余也。

【讲解】

在方叙里面王清任讲:"余不论三焦者,无其事也",王清任否认了"三焦"的存在,他认为"三焦"是不存在的。到底有没有"三焦"呢?以后我会在讲《黄帝内经》的时候,在讲我们中西医结合慈方医学体系的时候,我会讲"三焦"。其实,"三焦"是存在的。

接着往下看,"在外分头面四肢,周身血管,在内分膈膜上下两段","膈膜",他这里指的是横膈,是膈肌,上面是胸腔,下面是腹腔。"膈膜以上,心肺咽喉,左右气门",注意王清任的"左右气门",指的是左右主支气管,但是《医林改错》里面讲到"气管"的时候,实际上指的是动脉。"其余之物,皆在膈膜以下",是指其他脏器组织都在横膈下。然后他就大体讲了一下他这些方子都是干什么的:"立通窍活血汤治头面四肢、周身血管血瘀之症"。这里一定要特殊谈一下,为什么?我记得我在很多地方跟别的医生交流的时候,一起讨论治疗头痛用什么方子。大家说要用通窍活血汤,为什么呢?头上有五官,窍比较多,所以头痛这个病都用通窍活血汤。但实际上王清任用这个方子治的是"头面四肢、周身血管血瘀之症"。我们学完这个方子的整个适应证,大家就会更清晰了,我现在先强调通窍活血汤不只是治疗头痛的一个方子。

"立血府逐瘀汤治胸中血府血瘀之症",王清任为什么把胸中叫"血府"?因为王清任当时看到的解剖是去坟地上看那些传染病或者是其他原因死去的小孩的尸体,他看到横膈以上都是血,就说横膈以上是血府,认为人体的血都在这里面,王清任认为血府逐瘀汤治疗的是血府里面的血瘀证,其实他指的是胸腔。

"立膈下逐瘀汤治肚腹血瘀之症",也就是肚子里面有瘀血,就用膈下逐瘀汤。

"病有千状万态,不可以余为全书"。王清任讲得非常谦虚,他表示自己的《医林改错》这本书,不是治疗所有病的全书,只是记载了自己所治疗的这些疾病。他认为哪些是全书呢?如:查证的有《证治准绳》,查方的有《普济方》,查药的有《本草纲目》,可读可记的有《医宗金鉴》,理足方效的有《瘟疫论》。王清任自己讲《医林改错》不是全书,他只是讲跟瘀血相关的一些病症。

这就是方叙讲的内容,相当于对《医林改错》这本书里面所有方子的一个总概括。

通窍活血汤

《医林改错》里面一共有 33 个方子,临床上几乎每个方子都很好用。

不过有一个方子，就是我们马上要讲的第一个方子——通窍活血汤，我的临床体会稍微差一些，因为我很少用麝香。但是我们还是先讲这个方子。

　　下面我们看一下通窍活血汤都能治疗哪些病。在讲它所治的病症之前，我们先看原文后面的方子组成。因为如果这个方剂组成不知道的话，先讲到适应证，恐怕大家印象不深。另外《医林改错》这本书，它有一个非常好的写作方式，就是所有的方子都有自己的方歌，而且方歌都是王清任自己编的。首先我们看通窍活血汤：

【原文】

通窍活血汤

　　赤芍一钱　川芎一钱　桃仁三钱,研泥　红花三钱　老葱三根,切碎　鲜姜三钱,切碎　红枣七个,去核　麝香五厘,绢包

【方歌】

　　通窍全凭好麝香,桃红大枣老葱姜,
　　川芎黄酒赤芍药,表里通经第一方。

【讲解】

　　"通窍全凭好麝香"，就是一定要有麝香，而且是好的。整个方子要是没了麝香，就没有办法用了。"桃红大枣老葱姜"，桃仁、红花、大枣、老葱和生姜。"川芎黄酒赤芍药,表里通经第一方"。它是疏通皮肤血管、沟通内外的一个方子，所以它叫"通窍活血汤"。接下来我们具体看一下这个方子。

　　赤芍、川芎用一钱，用量都不大，一钱大约是3g。桃仁三钱捣烂，红花三钱，桃红就相当于现在各10g；老葱三根，老葱就是长成熟了的大葱。咱们有时候在菜市场买到的细的刚长出来的小葱苗，那个叫小葱。一般到冬天买到的都是老葱。三根老葱的量还不少呢，当然现在卖的叶子都干了，要是

连着青葱叶子都算上，这三根还是挺多的。鲜姜三钱，10g，红枣七个去核，这 7 个红枣大约是多大量呢？我记得我以前称过，一个红枣应该是在 3~6g 左右，因为每个枣的大小还是有差异的，这就是将近 20~40g 这么一个量，平时我也要用到 30g。那么麝香，大家看麝香的剂量，五厘（约 0.15g），现在很难买到几克麝香，麝香比黄金贵好几倍，所以这张方子是极贵的。

20 世纪 80 年代，那时候我刚大学毕业，我在药房待过 3 个月，帮药师抓药。药师在离我 3 米之外，把麝香瓶盖打开，我就能闻到麝香的味道，那个穿透力是很强的。现在有些麝香是放到鼻子边上都闻不到，所以现在要找到真的好麝香是很难的。这也是我对通窍活血汤原方应用体会相对少的原因，因为没有麝香。

现在买不到麝香，那有什么药可以替代这个方子里的麝香吗？有好多医家介绍过，我的导师史载祥教授也是用别的药来替代，因为实在是弄不到好麝香，弄假的那就是浪费钱。我们一般去找这个香味比较浓郁的中药来代替，叫白芷。我们用通窍活血汤的时候都是在用白芷，白芷量大一些，但疗效肯定是比用麝香要差。

【原文】

通窍活血汤所治之症目

通窍活血汤所治之病，开列于后：

头发脱落

伤寒、温病后头发脱落，各医书皆言伤血，不知皮里肉外，血瘀阻塞血路，新血不能养发，故发脱落。无病脱发，亦是血瘀。用药三付，发不脱，十付必长新发。

【讲解】

我们来看一看通窍活血汤整个方子所治的病症，第一个是治疗"头发脱落",这是第一个适应证,掉头发。它是治疗"伤寒、温病后头发脱落",大家注意这一个"后"字,也就是说首先是生了一场病,生完病之后开始掉头发,而不是平常的掉头发:没有发过烧,没有得过伤寒、温病的掉头发,那就不是用这个方子了。

"各医书皆言伤血,不知皮里肉外,血瘀阻塞血路,新血不能养发,故发脱落",他讲这个道理是指由于感染性疾病导致小的血管出现了瘀滞。实际上我们在感染的时候,像温病出现发斑,就是损害了血管内皮,然后血脉就不畅了,就堵了,就瘀滞了。伤寒也是这样,也会导致血脉不畅,这部分王清任讲得非常好。现代西医也认识到炎症可以引起冠心病,可以引起血管内皮的损害,可以导致各个部位的血栓的形成。如果是微小血管不畅,不能够养头发的话就会出现脱发。

他里面还提到一个"无病脱发,亦是血瘀。用药三付,发不脱,十付必长新发"。大家注意,这就是另外一个问题了。第一个是伤寒温病以后的脱发,第二个是没有病也脱发。但是没有病的脱发我没有用过通窍活血汤,我不知道效果如何。我用过补阳还五汤治疗没有伤寒、温病的脱发,效果很好,这个到讲补阳还五汤的时候,再具体讲那个案例。这是它的第一个适应证。

【原文】

眼疼白珠红

眼疼白珠红,俗名暴发火眼。血为火烧,凝于目珠,故白珠红色。无论有云翳、无云翳,先将此药吃一付,后吃加味止痛没药散,一日二付,三两日必痊愈。

【讲解】

第二个适应证叫"眼疼白珠红",眼睛疼,白眼珠发红,这是一个什么病呢?这是"暴发火眼",其实就是急性流行性结膜炎,整个眼珠都疼,而且还

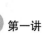

发红,一般来讲都是先从一只眼睛起,再传染到另外一只眼睛。还有的是去理发店理发,洗发之后出现的,或者是眼屎多,一抹,公共场合接触传染给别人,这是指的"暴发火眼"。

"血为火烧,凝于目珠,故白珠红色。无论有云翳、无云翳","云翳"就是指眼屎,多不多,有没有眼屎。"先将此药吃一付,后吃加味止痛没药散",加味止痛没药散这个方子在后面有,我们一会儿再单独说这个方子。"一日二付,三两日必痊愈",说明服药后很快痊愈。这是通窍活血汤的第二个适应证。

其实,遇到暴发火眼,你要用通窍活血汤,但是没有麝香,换白芷代替,肯定没这个效果。在这里告诉大家一个治疗"暴发火眼"很有效的方子,就是大承气汤,非常有效,吃完泻火,暴发火眼就下去了,这个病可以用大承气汤。

【原文】

糟鼻子

色红是血瘀,无论三二十年,此方服三付可见效;二三十付可痊愈。舍此之外,并无验方。

【讲解】

第三个适应证是"糟鼻子",这个酒渣鼻在临床上非常多见,但是疗效经常比较差,王清任认为也是血瘀。"色红是血瘀,无论三二十年,此方服三付可见效;二三十付可痊愈",这个我也没验证过,因为一个酒渣鼻,吃上二三十剂药,每剂药五厘麝香,那他家把房子卖了都不够,而且还买不到真麝香。所以也不会去治这个,干脆就留着酒渣鼻,说"舍此之外,并无验方",确实是,没有其他哪个方子能很好地解决这个酒渣鼻。

【原文】

耳聋年久

耳孔内小管通脑,管外有瘀血,靠挤管闭,故耳聋。晚服此方,早服通气散,一日两付,三二十年耳聋可愈。

【讲解】

下一个适应证是"耳聋年久",治疗耳聋,王清任认为这个也是有瘀血。用法是"晚服此方,早服通气散,一日两付",还是很大量。"三二十年耳聋可愈","可愈"不是必愈,就是有的能好。所以耳聋年久的,二三十年的耳聋,如果经济条件好的,能够买到真麝香的,也可以试试。

【原文】

白癜风

血瘀于皮里,服三五付可不散漫再长,服三十付可痊。

【讲解】

下一个适应证是"白癜风",白癜风现在还是比较常见的,基本上也没什么好办法,因为麝香的缘故我也没有去验证,"服三五付可不散漫再长,服三十付可痊",30剂药也是比较贵了。

【原文】

紫癜风

血瘀于肤里,治法照白癜风,无不应手取效。

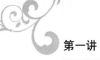

【讲解】

再一个是"紫癜风",紫癜风是什么病? 白癜风大家都见过,皮肤上一片一片的色素减退,那紫癜风是什么? 他说是"血瘀于肤里,治法照白癜风,无不应手取效",也说效果很好。

这个"肤里"是什么? 大家要先知道一下皮肤的"肤"和"皮"有什么不同,"肤"和"皮"是不一样的,但二者又是连着的,我们皮肤最外面的叫"肤",也就是我们现在讲的表皮,那"皮"是什么? 是真皮,就是解剖学上的真皮层,所以我们经常说"肤浅",而不是"皮浅",这个"皮毛"都比"肤浅"深,"血瘀于肤里",就是皮和肤之间有瘀血,这个是什么呢? 就是出血,这个出血是什么? 就是现在的"紫癜"。比如广泛的出血,各种血小板减少、血小板功能减退,以及全身广泛血管的病变,像过敏性紫癜,只要表现为这些,都叫紫癜风,用通窍活血汤也很好。这个我也没有验证过。

【原文】

紫印脸

脸如打伤,血印色紫成片,或满脸皆紫,皆血瘀所致。如三五年,十付可愈;若十余年,三二十付必愈。

【讲解】

再一个叫"紫印脸",这应该是面部色素沉着,我们看看他的描述,说"脸如打伤,血印色紫成片,或满脸皆紫,皆血瘀所致。如三五年,十付可愈;若十余年,三二十付必愈"。"必愈",就说明通窍活血汤对皮肤上出现紫印的病变疗效是非常好的。这个是指色素沉着斑,不是指的出血。

【原文】

青记脸如墨

血瘀症,长于天庭者多,三十付可愈。白癜、紫癜、紫印、青记,自古无良方者,不知病源也。

【讲解】

还有一个适应证叫"青记脸如墨",这个是生下来胎里带来的,是黑色的,他认为是血瘀症。"长于天庭者多,三十付可愈。白癜、紫癜、紫印、青记,自古无良方者,不知病源也"。一直没有好的方子,是因为不知道发病的根源。也就是说在治疗这些病的时候,王清任给提供的通窍活血汤是很有效的方子。

【原文】

牙疳

牙者骨之余,养牙者血也。伤寒、瘟疫、痘疹、痞块,皆能烧血,血瘀牙床紫,血死牙床黑,血死牙脱,人岂能活?再用凉药凝血,是促其死也。遇此症,将此药晚服一付,早服血府逐瘀汤一付,白日煎黄芪八钱,徐徐服之,一日服完。一日三付,三日可见效,十日大见效,一月可痊愈。纵然牙脱五七个,不穿腮者皆可活。

【讲解】

下面再看"牙疳":"牙者骨之余,养牙者血也",只有有血,你的牙才会好。"伤寒、瘟疫、痘疹、痞块,皆能烧血",这些病都可以导致血热。"血瘀牙床紫",血瘀在牙床这个部位,牙龈就紫了。"血死牙床黑",如果说血瘀严重,牙龈就变紫黑了,"血死牙脱,人岂能活",如果血瘀再严重,牙会脱落,人也不能活了。"再用凉药凝血,是促其死也",他认为凉血药会导致血液凝滞,也就是见到这种病人的时候,不能再去用寒凉药。"遇此症,将此药晚服一付,早服血府逐瘀汤一付,白日煎黄芪八钱,徐徐服之,一日服完"。遇上这样的患者,一日可分三次服药:早上用血府逐瘀汤,白天黄芪煎水慢慢服用,晚上服通窍活血汤。"一日三付,三日可见效,十日大见效,一月可痊愈",他治疗这些疾病基本上用药都要用到1个月,也就是说这些疾病,一个是比较重,一个是生病时间久。

麝香这个药,确实是很好。我大学毕业前后,经常听到一些老大夫讲,说疮要是老不好,弄一点麝香抹在疮面上,很快就能好了,所以说麝香非常好,我们现在真的是很难再体会到了,因为麝香的产量远远不够。

【原文】

出气臭

血府血瘀,血管血必瘀,气管与血管相连,出气安得不臭?即风从花里过来香之义。晚服此方,早服血府逐瘀汤,三五日必效。无论何病,闻出臭气,照此法治。

【讲解】

它的另外一个适应证是"出气臭",就是口臭。这个口臭,可以用白芷代替麝香,同样是有效的。因为白芷自己本身有香味,而且白芷在中医外科的疮痈里面都是要用的,所以治疗这个病的时候,就可以用白芷代替麝香来使用。"血府血瘀,血管血必瘀,气管与血管相连,出气安得不臭?"注意,实际上王清任这个"气管"是指现在解剖里的动脉,并不是指呼吸系统的气管,这是王清任的一个解剖认识错误。

那么他怎么治疗呢?"晚服此方,早服血府逐瘀汤,三五日必效。无论何病,闻出臭气,照此法治"。这个方子,按照王清任的说法确实有效。

这个病实际上是瘀热的表现,知道这个以后,就不要一见到口臭就都是"胃火",不完全是这样的。我总结口臭的治疗经验里,其中有一个药,只要有口臭,我是必用的,以后在处方加减中,大家也一定要记住。我一问病人有口臭,基本上都是要加丹皮的,因为丹皮是化瘀、清热、凉血非常好的药,所以治疗瘀热导致的口臭效果很好。当然出气臭的原因还有很多,一般多见于口咽部的感染,长期便秘的病人也会出现这种情况,但是更多见的是口腔的感染引起的:牙龈炎、咽炎、鼻咽炎,或者是气管里面有感染,这些都容易出现口臭。

【原文】

妇人干劳

经血三四月不见,或五六月不见,咳嗽急喘,饮食减少,四肢无力,午后发烧,至晚尤甚。将此方吃三付或六付,至重者九付,未有不痊愈者。

【讲解】

再一个适应证叫"妇人干劳",实际上它指的是什么呢?"经血三四月不见,或五六月不见",停经了,出现"咳嗽急喘,饮食减少,四肢无力,午后发烧,至晚尤甚"。妇女干劳的症状有两组,一组是月经不来,第二组是呼吸、消化系统不好,出现了这些问题,然后还伴有全身的症状:无力、发烧,到晚上厉害。

王清任在判断有没有血瘀的时候,把晚上发热当成血瘀的一个特点,下面我们学习血府逐瘀汤也有这个。

"将此方吃三付或六付,至重者九付,未有不痊愈者",这张方子治疗上面这种情况疗效很好,那么能治妇女干劳,也能治男子劳病。实际上这个"劳",就是指一种劳损,体质非常虚弱,才容易被感染,各个部位出现感染。

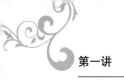

【原文】

男子劳病

初病四肢酸软无力,渐渐肌肉消瘦,饮食减少,面色黄白,咳嗽吐沫,心烦急躁,午后潮热,天亮汗多。延医调治,始而滋阴,继而补阳,补之不效,则云虚不受补,无可如何。可笑著书者,不分别因弱致病,因病致弱,果系伤寒、瘟疫大病后,气血虚弱,因虚弱而病,自当补弱而病可痊;本不弱而生病,因病久致身弱,自当去病,病去而元气自复。查外无表症,内无里症,所见之症皆是血瘀之症。常治此症,轻者九付可愈,重者十八付可愈。吃三付后,如果气弱,每日煎黄芪八钱,徐徐服之,一日服完。此攻补兼施之法。若气不甚弱,黄芪不必用,以待病去,元气自复。

【讲解】

"男子劳病"的表现是什么呢?"初病四肢酸软无力,渐渐肌肉消瘦,饮食减少,面色黄白,咳嗽吐沫,心烦急躁,午后潮热,天亮汗多",这是"男子劳病"的一个特点,然后"延医调治,始而滋阴,继而补阳,补之不效,则云虚不受补,无可如何"。王清任这里说:"可笑著书者,不分别因弱致病",由于气血阴阳不足导致了各种病,还有一种是"因病致弱",就是因为有其他的病导致的虚弱,那些著书的人因果关系没有分析清楚,到底是因病致弱还是因弱致病?那么王清任讲的这个"劳",大多说是"因病致弱"的"劳",而不是"因弱致病"。如果是"因弱致病"的话,那用前面的滋阴补阳应该是有效的,之所以没效,是因为他是"因病致弱"。

"果系伤寒、瘟疫大病后,气血虚弱,因虚弱而病,自当补弱而病可痊;本不弱而生病,因病久致身弱,自当去病,病去而元气自复"。这个有点像张从正用"汗吐下"的方法以攻邪为主治病,邪去元气自复。

注意这里,你怎么判断是血瘀证呢?王清任的判断也很简单:"查外无表症,内无里症,所见之症皆是血瘀之症",表证是什么?恶寒发热,首先是没有恶寒发热。里证是什么？里证就是腹胀便秘。只要没有这些，"所见之症皆是血瘀之症"，他这个辨血瘀的依据，不是一个确定的非要有什么症状不可，而是只要没有表证里证，就考虑有血瘀症。

"常治此症，轻者九付可愈，重者十八付可愈。吃三付后，如果气弱，每日煎黄芪八钱，徐徐服之，一日服完。此攻补兼施之法。若气不甚弱，黄芪不必用，以待病去，元气自复"，这种病一般轻者，服 9 剂药就可以痊愈了，重者 18 剂也可以痊愈。如果服用 3 剂药后，觉得气短的，加黄芪。大家注意，黄芪这个药非常好，无论外感、内伤都可以用，包括化瘀，王清任补阳还五汤里用得更多。这里是用于治疗男子劳病。实际上是祛邪化瘀和补益药同时使用了。

【原文】

交节病作

无论何病，交节病作，乃是瘀血。何以知其是瘀血？每见因血结吐血者，交节亦发，故知之。服三付不发。

【讲解】

"交节病作"，王清任在这儿讲的这个病，就有点武断了。什么叫作"交节病作"呢？一年有二十四个节气，有些病是一到某个节气就发病，比如过敏性哮喘，一到节气就犯。有些人一到立秋过敏性鼻炎、过敏性哮喘就犯了，这叫"交节病作"，在节气转换的时候，病就发生。

"无论何病，交节病作，乃是瘀血"，他诊断血瘀，应该说是很武断的，他为什么诊断血瘀呢？"何以知其是瘀血？每见因血结吐血者，交节亦发，故知之"，他说吐血经常在这个节气变换的时候发生，说这是瘀血导致的吐血，那其他节气变化的时候发病呢？他说可能也是瘀血这个道理，这是王清任的逻辑。

"服三付不发"，这个是很诱人的，这些一遇到节气变换就发作的疾病，吃三剂通窍活血汤就不发了,有这个可能,因为我们也没有验证过,我们不能说王清任讲得不对。

我曾经有个病人,患有过敏性哮喘,到秋天就犯,原来给他用了很多的方子,也都是有效,但效果都不是很突出,然后用药帮他坚持到过去那个节气,他就不喘了。有一年他又来了,我就想给他用这个通窍活血汤试试,反正没麝香,就用白芷,是有效的。用上之后,这次的哮喘就控制得非常迅速。所以王清任讲的都是临床经验,没有其他的那么多道理推过来,他的推理都很简单,关键是他经过验证记录下来,这是王清任的可贵之处。

【原文】

小儿疳症计十九条

疳病初起,尿如米泔,午后潮热,日久青筋暴露,肚大坚硬,面色青黄,肌肉消瘦,皮毛憔悴,眼睛发矇。古人以此症,在大人为劳病,在小儿为疳疾,照前症再添某病,则曰某疳。如脾疳、疳泻、疳肿、疳痢、肝疳、心疳、疳渴、肺疳、肾疳、疳热、脑疳、眼疳、鼻疳、牙疳、脊疳、蛔疳、无辜疳、丁奚疳、哺露疳,分病十九条,立五十方,方内多有栀子、黄连、羚羊、石膏大寒之品。因论病源系乳食过饱,肥甘无节,停滞中脘,传化迟滞,肠胃渐伤,则生积热,热盛成疳,则消耗气血,煎灼津液,故用大寒以清积热。余初时对症用方,无一效者。后细阅其论,因饮食无节,停滞中脘,此论是停食,不宜大寒之品;以传化迟滞,肠胃渐伤,则生积热之句而论,当是虚热,又不宜用大寒之品。后遇此症,细心审查,午后潮热,至晚尤甚,乃瘀血也;青筋暴露非筋也,现于皮肤者血管也,血管青者,内有瘀血也;至肚大坚硬成块,皆血瘀凝结而成。用通窍活血汤以通血管,用血府逐瘀汤去午后潮热;用膈下逐瘀汤消化积块,三方轮服,未有不效者。

【讲解】

小儿疳症总共有十九条。"疳症"是什么?因为我们现在总学西医的病名,中医的病名有的都不知道了。"疳病初起,尿如米泔",首先尿是混浊的,"午后潮热,日久青筋暴露,肚大坚硬,面色青黄,肌肉消瘦,皮毛憔悴,眼睛发眍",看到这些症状说明什么呢?说明是营养不良。病人整个肚子大,青筋暴露,这不是肝硬化出现的血管向四周放散,而是营养不良,皮肤薄,血管就露出来了。人体消瘦,皮下脂肪少,所以静脉就都露出来了。这个人整个就是严重的营养不良。

这些症状其实在我们现代临床上比较少见了,古代生活条件差,会有这种疾病。"古人以此症,在大人为劳病,在小儿为疳疾",这个还是营养不良,大人叫劳病,小孩叫疳积。后面"照前症再添某病,则曰某疳。如脾疳、疳泻、疳肿、疳痢、肝疳、心疳、疳渴、肺疳、肾疳、疳热、脑疳、眼疳、鼻疳、牙疳、脊疳、蛔疳、无辜疳、丁奚疳、哺露疳,分病十九条",在前症基础上有了新病。只要是见到这么一个营养不良的状况,又有了某一个病,就这样给它起名了。实际上小儿疳症就是各种情况的小儿营养不良,同时合并有各种疾病的营养不良,这就是王清任讲的"疳病"。

后面讲的是古人用一些寒凉药治疗疳病,王清任不认可这个。他说:"余初时对症用方,无一效者",就是前面说的"栀子、黄连、羚羊、石膏"之类的,没有一个是有效的。他认为古人治疗疳病的这些方子是不可靠的。里面的有些论述我们可以不看,而继续往后看。这里王清任是在讲他的道理:"午后潮热,至晚尤甚,乃瘀血也",这就是王清任判断有没有瘀血的方法,如果是午后潮热,到晚上厉害,没其他问题,他就诊断瘀血。"青筋暴露非筋也,现于皮肤者血管也,血管青者,内有瘀血",青筋是腹部的静脉血管,也就是指的静脉系统,暴露得越明显、颜色越紫,瘀血越严重。

"至肚大坚硬成块,皆血瘀凝结而成。用通窍活血汤以通血管,用血府逐瘀汤去午后潮热",大家把这个要记住,这个在血府逐瘀汤里还专门讲了一条"晚发一阵热","用膈下逐瘀汤消化积块,三方轮服,未有不效者",王清任治疗小儿疳积,是三个方子合用的。通窍活血汤、血府逐瘀汤、膈下逐瘀汤三个方子轮流用。我们在临床上有时候是会把几个逐瘀汤合用的,前几天我在门诊的时候还用了一个身痛逐瘀汤和血府逐瘀汤合用,临床上掌握了每一个方子的适应证之后,应该学会灵活变通,因为有些病太复杂了,涉及面太广。

【原文】

通窍活血汤

赤芍一钱　川芎一钱　桃仁三钱,研泥　红花三钱　老葱三根,切碎　鲜姜三钱,切碎　红枣七个,去核　麝香五厘,绢包

用黄酒半斤,将前七味煎一盅,去渣,将麝香入酒内,再煎二沸,临卧服。方内黄酒各处分量不同,宁可多二两,不可少;煎至一盅,酒亦无味,虽不能饮酒之人,亦可服。方内麝香,市井易于作假,一钱真,可合一两假,人又不能辨。此方麝香最要紧,多费数文,必买好的方妥,若买当门子更佳。大人一连三晚,吃三付,隔一日再吃三付。若七八岁小儿,两晚吃一付;三两岁小儿,三晚吃一付。麝香可煎三次,再换新的。

【讲解】

通窍活血汤这个方子组成我们前面讲过了,但是有关这个方子的煎煮法是必须要讲的,要不然,能开出方子来,你都不知道这个方子如何煎。

首先是"用黄酒半斤",半斤是多少? 大概 250ml,"将前七味煎一盅",就是把前面七味药熬成一盅(大约 200ml),"去渣",把渣滓去掉,"将麝香入酒内,再煎二沸",如果把麝香用来煎实在是太浪费了,现在是不可能这样做了,当时也是煎好了药把麝香直接放入。"临卧服",就是睡前喝药。

"方内黄酒各处分量不同",注意"宁可多二两,不可少",这句话很重要,如果记不住用半斤酒,用一斤黄酒也没事儿,但是黄酒少了不行。用一两则效果不行。不管多少酒,最后煎到一盅,不能喝酒也没事,王清任说了:"煎至一盅,酒亦无味",因为酒精都挥发掉了,根本就没有酒了。煎出来的通窍活血汤,味道很好,当然没有麝香的通窍活血汤,只有白芷,也是非常好

喝的。"虽不能饮酒之人,亦可服"。

"方内麝香,市井易于作假,一钱真,可合一两假",市场上麝香多有假的,一钱真的,他可以掺一两假的,一钱真麝香配上一两假的去卖。"人又不能辨",一般人不能辨出真假。"此方麝香最要紧,多费数文,必买好的方妥,若买当门子更佳",也就是说王清任那个时代当门子的麝香是最好的。

"大人一连三晚,吃三付",通窍活血汤的用法是晚上吃,"隔一日再吃三付",停一天再吃 3 剂。"若七八岁小儿,两晚吃一付;三两岁小儿,三晚吃一付",这是通窍活血汤的用法,注意是晚上服。

加味止痛没药散

【原文】

治初起眼痛白珠红,后起云翳。
没药三钱　血竭三钱　大黄二钱　朴硝二钱　石决明三钱,煅
为末,分四付,早晚清茶调服,眼科外症,千古一方。

【讲解】

通窍活血汤治疗眼疼、眼珠红、白睛红,除了用通窍活血汤,王清任提到还要配加味止痛没药散,这个方子我觉得可以记下来,治疗"初起眼痛白珠红,后起云翳",也就是结膜炎刚刚开始,你就可以用这个方子,"没药三钱,血竭三钱,大黄二钱,朴硝二钱,石决明三钱,煅,为末",大家注意这个方子也是很贵的,没药没多少钱,血竭三钱(相当于 10g)就比较贵了,而且很少能买到真的血竭。前面罗列的剂量,分成四份,"早晚清茶调服",他后面这句话,"眼科外症,千古一方",也就是这个方的疗效是最好的。王清任《医林改错》里好多都是这样的:"千古一方",吃几剂就能好,看上去这个语言

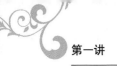

表达是有点夸张,但是他的方子确实好用,比很多别的方子疗效要好。不要因为他的语言表达有夸张,我们就不相信他。

通 气 散

【原文】

治耳聋不闻雷声。余三十岁立此方。
柴胡一两　香附一两　川芎五钱
为末,早晚开水冲服三钱。

【讲解】

第三个方子,通气散,治"耳聋不闻雷声",就是治疗耳聋的,王清任说"余三十岁立此方",就是王清任在 30 岁的时候组的这个方子:"柴胡一两,香附一两,川芎五钱,为末,早晚开水冲服三钱",每次也就 10g,没多少。但是王清任这张方子后面没写吃多长时间,也没写"千古第一方",这个方子应该是有效,但是耳聋绝不是几剂药就能好的,所以这个是应该长期服药的,但是王清任没写,我们在用的时候要知道,是要长时间服用的。这个在临床上我也用过,但是耳聋比较难好,所以也很难去评价它的疗效,临床上我们也很少单独用通气散来治疗耳聋。

血府逐瘀汤

下面给大家再讲一下血府逐瘀汤,血府逐瘀汤是一个极其好用的方子,血府逐瘀汤治的病有十九个,下面我们一个一个来看:

【原文】

头痛

头痛有外感,必有发热、恶寒之表症,发散可愈;有积热,必舌干口渴,用承气可愈;有气虚,必似痛不痛,用参芪可愈。查患头痛者,无表症,无里症,无气虚痰饮等症,忽犯忽好,百方不效,用此方一剂而愈。

【讲解】

第一个是治疗头痛,他说"头痛有外感,必有发热、恶寒之表症",注意前面王清任说过"辨血瘀,无表症"指的是没有恶寒和发热,没有这两个症状的同时存在,那就叫没有"表症"。那么外感的头痛,用发散的方法治疗就好了。大家注意,外感头痛的临床表现主要是整个头部弥漫性的头痛,不会是头部某个确切部位的疼痛。所以说外感的头痛主要是整个头部胀呼呼的疼得难受,没有一个确切的局部部位,这也是外感头痛在临床上可以鉴别的一个特点。

"有积热,必舌干口渴,用承气可愈"。如果是积热引起来的头痛,一定舌干、口渴。有便秘、口干、口渴这些症状的头痛,用承气汤治疗就可以好了。

"有气虚,必似痛不痛,用参芪可愈",如果是气虚,他疼痛得比较轻,用参、芪类药物就可以治愈。

这些不同情况的头痛可先这么处理。如果说不是前面这些情况,查"患头痛者,无表症,无里症,无气虚痰饮等症",如果没有恶寒发热、口干、舌燥、便秘、没有气虚、痰饮,不是那种隐隐的疼痛,也没有明显的痰饮症状。"忽犯忽好,百方不效",就是说不定什么时候就疼了,有时候又好了,用很多方子都没有效果。"用此方一剂而愈"用血府逐瘀汤1剂药就好了。

王清任说的一点也不夸张,因为这个血府逐瘀汤我在临床上用得太多了,很多病人就说我刚吃完一剂这个药,我的头痛症状就轻多了,当然不是所有的人都是只吃1剂药,但是用这个方子的疗效确实很神奇。以前我在看到王清任这么写书的时候就觉得王清任有江湖习气,觉得血府逐瘀汤这个方子不一定有那么好。但是真正等到我在临床上用完了才知道它非常好!可是我们大家一看是血府逐瘀汤,就觉得是治胸痛的。其实不是,第一个适应证就是治疗头痛的。这个大家要记住!

【原文】

胸痛

胸痛在前面,用木金散可愈;后通背亦痛,用瓜蒌薤白白酒汤可愈;在伤寒,用瓜蒌、陷胸、柴胡等皆可愈。有忽然胸痛,前方皆不应,用此方一付,痛立止。

【讲解】

血府逐瘀汤的第二个适应证才是胸痛,这个胸痛不是冠心病的心绞痛,不是中医讲的胸痹。但是这个方子也能治疗胸痹,不能因为它能治疗胸痹,就说王清任这个是治冠心病心绞痛的。我们现在很多研究就是停留在一个比较浅的层面上来认识中医,所以说一看是胸痛,那就从胸痛里面找,疼痛位置是胸部,那这里是血府,心脏在血府,所以说就找到了血府逐瘀汤。

"胸痛在前面,用木金散可愈",木金散是《医宗金鉴》的方子:颠倒木金散,大家可以去查看,他说胸痛在前面可以用木金散。"后通背亦痛,用瓜蒌薤白白酒汤可愈",他在这儿就直接把冠心病心绞痛的这种胸痛排除出去了,对不对? 所以王清任讲的"胸痛"不是胸痹那个胸痛,人家这儿讲得很清楚。"在伤寒,用瓜蒌、陷胸、柴胡等皆可愈",前面这些都不是用血府逐瘀汤的,实际临床上可不可以用? 也可以用。但王清任讲的血府逐瘀汤并不是治疗这些胸痛的。

他更强调的是后面的:"有忽然胸痛,前方皆不应",用了前面的方子都不灵。"用此方一付,痛立止",这个指的是这一类忽然胸痛的,大家注意这个"忽然",这个词用得非常好,尤其是胸部刺痛,疼一下就没了,说不定什么时候就又来一下,像这种疼,1剂药就能好。王清任指的"胸痛"其实是这种,至于血府逐瘀汤用于胸痹以及其他的胸痛,那是拓展应用,但并不是王清任所指的"胸痛"。

【原文】

胸不任物

江西巡抚阿霖公,年七十四,夜卧露胸可睡,盖一层布压则不能睡,已经七年。召余诊之,此方五付痊愈。

【讲解】

我们看这个适应证就更有意思了,"胸不任物",什么叫"胸不任物"?他这儿举了一个例子:"江西巡抚阿霖公,年七十四,夜卧露胸可睡,盖一层布压则不能睡,已经七年。召余诊之,此方五付痊愈",也就是说他在那儿躺着,胸口什么都不能盖,盖个单子都睡不着,胸口上没有任何东西他才能睡,这叫"胸不任物"。这个病我遇到过,就用这个方子,真的是非常好!我们一般开7剂药下去,就好了。应记住血府逐瘀汤可以治疗"胸不任物"!

【原文】

胸任重物

一女二十二岁,夜卧令仆妇坐于胸方睡,已经二年,余亦用此方,三付而愈。

设一齐问病源,何以答之?

【讲解】

又有一个和上面症状相反的,是"胸任重物"。他这儿又举了一个案例："一女二十二岁,夜卧令仆妇坐于胸方睡,已经二年",她要是没有一个人这样的重量坐在她的胸上,她就睡不着。"余亦用此方,三付而愈",胸任重物,这病我也遇到过,他必须要在胸口压个东西才能入睡,也真的是再也找不到比这个方子更有效的处方了。疗效很好!

"设一齐问病源,何以答之?"是讲,假如问医生这是什么原因导致的,医生怎么回答? 说明这种少见病很难用一般的认识去理解,这种情况王清任认为也是血府血瘀所致。

【原文】

天亮出汗

醒后出汗,名曰自汗;因出汗醒,名曰盗汗,盗散人之气血,此是千古不易之定论。竟有用补气、固表、滋阴、降火服之不效,而反加重者。不知血瘀亦令人自汗、盗汗。用血府逐瘀汤,一两付而汗止。

【讲解】

下面一个适应证是"天亮出汗",我们在临床上经常会遇到一类病人说自己盗汗,你问病人什么叫盗汗? 他说一醒来就出一身汗,这时候你一定要问他,是醒来以后全身已经是湿的了吗? 还是醒来以后才开始出汗? 醒来以后才开始出汗,在我们慈方的名医系统中的表达是"醒时出汗"或者是"醒后出汗",跟睡醒是相关联的,指的是这种,但不是盗汗,盗汗是睡眠当中出汗。

那么看王清任这个治疗天亮出汗:"醒后出汗,名曰自汗;因出汗醒,名曰盗汗,盗散人之气血,此是千古不易之定论。竟有用补气、固表、滋阴、降火服之不效,而反加重者",有些人,不论是自汗还是盗汗,吃了上面说的这些方子,都不好的,是因为"不知血瘀亦令人自汗、盗汗"。"用血府逐瘀汤,一两付而汗止",这个血府逐瘀汤治疗自汗、盗汗,可以说疗效非常可靠,比其他的很多方子都可靠,因为这都是我用了多年的方子,我自认为王清任讲的这些东西全是真的,没有一个是假的。

"天亮出汗"是一个适应证,我再给大家补充一个王清任的血府逐瘀汤可以治疗的汗证。前两天我遇到这么一个病人,说自己躺下以后,哪半边身体在上面,哪半边身体就出汗,翻过来,就另半边身体出汗。我曾经一个同学的丈夫也是这样,还是某个药学院的院长,但是也没有办法治好这个病,然后他找到我,我就给用上血府逐瘀汤,只用了两周,很多年的病就好了。你们要是以后遇到类似情况也可以这么用。

【原文】

食自胸右下

食自胃管而下,宜从正中。食入咽,有从胸右边咽下者,胃管在肺管之后,仍由肺叶之下转入肺前,由肺下至肺前,出膈膜入腹。肺管正中,血府有瘀血,将胃管挤靠于右,轻则易治,无碍饮食也;重则难治,挤靠胃管弯而细,有碍饮食也。此方可效,痊愈难。

【讲解】

我们看下面这个适应证比较奇怪,叫"食自胸右下",就是吃进去东西后,觉得吃的这个东西是从胸的右边下到胃里面去了。"食自胃管而下,宜从正中",一般我们咽东西,顶多能感到是从正中下去。

"食入咽,有从胸右边咽下者,胃管在肺管之后,仍由肺叶之下转入肺前",这个我们不管它,这是王清任自己解剖上的认识。"由肺下至肺前,出膈膜入腹。肺管正中,血府有瘀血,将胃管挤靠于右",大家注意这是王清任的一个分析,他认为是食管的左边有什么东西把它挤到右边去了,这完全是王清任的一种推测。我们临床上遇到这样的病人,是他们一种自我感觉,给他们做任何检查,比如食管造影,都没事的。

"轻则易治,无碍饮食也;重则难治,挤靠胃管弯而细,有碍饮食也。此方可效,痊愈难",要是说王清任的表达有江湖习气的话,这句话"此方可

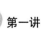

效,痊愈难"也是他的肺腑之言,这个方子有疗效,但是痊愈难,能感觉到吃东西不从右边下来,要完全消失还是比较难。但是在临床上如果确诊身体没有长东西的这种异常感觉,确实有可以治好的,这种病我临床也遇到过。

【原文】

心里热(名曰灯笼病)

身外凉,心里热,故名灯笼病,内有血瘀。认为虚热,愈补愈瘀;认为实火,愈凉愈凝。三两付血活热退。

【讲解】

再一个适应证就是"心里热",也叫"灯笼病"。灯笼是里面烧着火,里面是热的,外边是凉的,所以叫"灯笼热"。经常有病人说我外边冷、里面热,指的就是这个。"身外凉,心里热,故名灯笼病,内有血瘀。认为虚热,愈补愈瘀;认为实火,愈凉愈凝",用血府逐瘀汤"三两付血活热退"。用血府逐瘀汤在临床上两三剂药就能好。这种病人,我们在临床上反复验证,效果还是很明显的。

【原文】

瞀闷

即小事不能开展,即是血瘀,三付可好。

【讲解】

再一个适应证叫"瞀闷",什么叫"瞀闷"?"即小事不能开展",其实就是心胸狭窄,遇点儿事就想不开,老是觉得难受,这个就是"瞀闷"。他认为也是血瘀导致的,三剂药就可以好,一般来说情绪不好的病人,心情不舒畅,

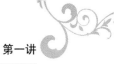

用上血府逐瘀汤,就能迅速地改善这个郁闷的症状,尤其是生气之后,用血府逐瘀汤一般就能改善症状。

【原文】

急躁

平素和平,有病急躁,是血瘀。一二付必好。

【讲解】

还有就是"急躁","瞀闷"和"急躁"往往是同时出现的,但是王清任讲的这个急躁是指的什么呢?"平素和平",说平常这个人还挺好的,突然变得急躁起来,其实是身体有病了以后变得急躁,也就是说各种疾病导致病人急躁的,你就放心地用血府逐瘀汤,两剂药必好。

【原文】

夜睡梦多

夜睡梦多是血瘀。此方一两付痊愈,外无良方。

【讲解】

再一个适应证是"夜睡梦多",就是睡觉做梦多,他说:"是血瘀,此方一两付痊愈,外无良方",大家在临床上肯定都体会到这个梦多,怎么治疗都不管事儿。王清任肯定也验证过了很多方子都效果不好,所以说"外无良方"。那么用血府逐瘀汤,梦就不多了。它这个适应证很简单,不用看有没有脉涩、有没有舌瘀斑、有没有舌黯,不需要看这些。所以王清任是与众不同的一个临床医家。

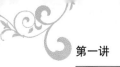

【原文】

呃逆（俗名打咯忒）

因血府血瘀，将通左气门、右气门归并心上一根气管从外挤严，吸气不能下行，随上出，故呃气。若血瘀甚，气管闭塞，出入之气不通，闷绝而死。古人不知病源，以橘皮竹茹汤、承气汤、都气汤、丁香柿蒂汤、附子理中汤、生姜泻心汤、代赭旋覆汤、大小陷胸等汤治之，无一效者。相传咯忒伤寒、咯忒瘟病必死。医家因古无良法，见此症则弃而不治。无论伤寒、瘟疫、杂症，一见呃逆，速用此方，无论轻重，一付即效。此余之心法也。

【讲解】

那么再一个适应证是"呃逆""打咯忒"。顽固性呃逆怎么治疗？可以用血府逐瘀汤，还挺好用，越是顽固的，就越要用它。

王清任讲的解剖结构的部分我们就不讲它了，原文的分析肯定是不对的。

但是他这个方子的疗效是确切的。他说"古人不知病源，以橘皮竹茹汤、承气汤、都气汤、丁香柿蒂汤、附子理中汤、生姜泻心汤、代赭旋覆汤、大小陷胸等汤治之"，这些方剂都被用来治疗呃逆。大家一说呃逆用什么，丁香柿蒂汤，谁都知道这个，但是有些情况真的是不管用，说"无一效者"，就是都没有什么很好的效果，温病里面也提到了这个："相传咯忒伤寒、咯忒瘟病必死。医家因古无良法，见此症则弃而不治"，这里指的是感染危重症出现呃逆的时候。我记得我们上大学的时候，老师也给我们讲，比如中风，或者是感染危重症昏迷的时候，只要一出现呃逆，这个病人就快病危了，其实还真不是这么回事儿。脱离临床再去讲中医的时候，容易把学生给误导了，我们作为一个临床大夫遇到病人呃逆，就给下病危通知书？那就不对了，不能单纯凭一个呃逆来判断。

"无论伤寒、瘟疫、杂症，一见呃逆，速用此方，无论轻重，一付即效"，这一般的医家绝不敢说这个话,但是这个确确实实是有效的,因为我们都反复验证过。

【原文】

饮水即呛

饮水即呛乃会厌有血滞,用此方极效。古人评论全错,余详于痘症条。

【讲解】

再来看下一个适应证:"饮水即呛"。临床上经常会看到有的病人一喝水就呛,我们正常人偶尔也会出现这种情况。遇到这种情况,王清任认为是"乃会厌有血滞,用此方极效。古人评论全错",就是说古人讲这个的时候全是错的,只要你用血府逐瘀汤就能好。

我记得钱博士好像问过我一个病例,我当时让她用血府逐瘀汤。那么我们在病房也有好多例这样的病人,就是饮水呛咳,真的是用上一剂药,第二天就不呛了。关于王清任讲他认为的饮水即呛的原理,他在痘症那一篇里会有详细的阐述,等我们讲到那里的时候再具体分析。

【原文】

不眠

夜不能睡,用安神养血药治之不效者,此方若神。

【讲解】

再一个适应证就是"不眠",失眠。"夜不能睡,用安神养血药治之不效者,此方若神"。大家跟我出门诊的时候,见到这类病人最多,你们应该也体会到了,病人失眠到处治都治不好,到我们这儿一吃药就有效,其实就是跟

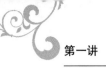

王清任学的。

【原文】

小儿夜啼

何得白日不啼？夜啼者血瘀也。此方一两付痊愈。

【讲解】

再一个就是"小儿夜啼"。"何得白日不啼？夜啼者血瘀也"，王清任认为只要夜里面发病，都是血瘀，"此方一两付痊愈"，我用血府逐瘀汤来治疗小儿夜啼也很有效。

关于治疗夜啼，古人还有一个药：蝉衣，熬一味蝉衣，就能治疗夜啼。后来我就琢磨夜啼这个病，为什么小孩无缘无故夜里哭呢，为什么他要哭闹？我想他一定是做噩梦被吓到了。给他吃的他还哭，一定是害怕了才哭，我就把这个蝉衣用于容易害怕、惊恐的人，另外用于治疗噩梦多的人，结果我发现用上去他们的噩梦就没了。

这就是从蝉衣治疗小儿夜啼，我推想出来小孩儿可能是做了噩梦，然后我就用它来治疗大人爱做噩梦的毛病，疗效非常可靠，大家可以学会了之后去运用。后来看到这个血府逐瘀汤治疗小儿夜啼，也能治他的恐惧，所以做噩梦的病人我们常规就是血府逐瘀汤加蝉衣，噩梦慢慢就没了。这个是发挥的，不是王清任讲的。

【原文】

心跳心忙

心跳心忙用归脾安神等方不效，用此方百发百中。

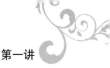

【讲解】

再一个是"心跳心忙",也就是我们现在说的心悸。心悸的病人非常多,"用归脾安神等方不效,用此方百发百中"。血府逐瘀汤是治疗心悸多好的一张方子,可以百发百中,闭着眼睛都能治好的。但是前面有个"用归脾安神等方不效",也就是说用补气养血安神的方子没有效果,就换这个方子,肯定效果好。这也是我在临床上用血府逐瘀汤最多的一个适应证,确实效果非常好。

【原文】

夜不安

夜不安者,将卧则起,坐未稳,又欲睡,一夜无宁刻,重者满床乱滚,此血府血瘀。此方服十余付,可除根。

【讲解】

再一个适应证是"夜不安",实际就是夜里面烦躁。他的描述:"将卧则起",想睡睡不着,然后就起来了。"坐未稳,又欲睡",起来了还没坐稳,就又困了。经常有病人说看着电视想睡觉了,去床上一躺,然后突然就又清醒了睡不着了,这个叫夜不安,实际上还是不眠。"一夜无宁刻,重者满床乱滚,此血府血瘀。此方服十余付,可除根",一晚上没有安宁的时候,烦躁不安,这和失眠是一致的。

【原文】

俗言肝气病

无故爱生气是血府血瘀。不可以气治,此方应手效。

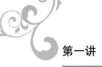

【讲解】

另外一个适应证是"俗言肝气病"。我们说这人"肝气大",肝气重、肝气不和、肝气郁滞,实际上是"无故爱生气",就是没有让他生气的事,他就愿意无缘无故生气,不管大小事就愿意生气,这就叫"肝气病"。"是血府血瘀。不可以气治",就是不可以用理气的方法治疗,"此方应手效",这个方确实是有效的。前面讲了因病出现烦躁的可以用,无故生气的肝气病实际上和那些都是一个性质。

【原文】

干呕

无他症,惟干呕、血瘀之症。用此方化血,而呕立止。

【讲解】

另外一个适应证是"干呕"。注意是"无他症,惟干呕",就是什么症状都没有,就一个恶心,这也是"血瘀之症"。"用此方化血,而呕立止",这个一般也不敢这么想,为什么?这实际上就是神经性呕吐中比较轻的,神经功能紊乱引起的干呕,用血府逐瘀汤就好了。

【原文】

晚发一阵热

每晚内热,兼皮肤热一时。此方一付可愈,重者两付。

【讲解】

再一个适应证是"晚发一阵热"。临床上有很多人到下午、傍晚,就要发烧一阵儿，然后就不烧了。"每晚内热，兼皮肤热一时"，"皮肤热一时"就是一个时辰，两个小时，到这个时候他就发烧，"此方一付可愈，重者两付"，血府逐瘀汤治疗这个也是一个非常有效的方子，我用过，所以可以介绍给大家。

这就是王清任讲的血府逐瘀汤的十九个适应证，那么下面我们说一下他这个方子的组成，大家习惯只背方子的组成，不去掌握方子中每一味药的剂量，这是不对的。之所以形成一个完整的方，一定是药物组成和剂量合起来才能形成这个方子，如果不是这样就要换方名了，就不是这个方子了。

【原文】

血府逐瘀汤

当归三钱　生地三钱　桃仁四钱　红花三钱　枳壳二钱　赤芍二钱　柴胡一钱　甘草二钱　桔梗一钱半　川芎一钱半　牛膝三钱

水煎服

【方歌】

血府当归生地桃，红花甘草壳赤芍，
柴胡芎桔牛膝等，血化下行不作劳。

【讲解】

接下来看一下血府逐瘀汤的组成："当归三钱"，三钱相当于现在的剂量是 10g，"生地三钱，桃仁四钱，红花三钱，枳壳二钱，赤芍二钱，柴胡一钱"，即生地 10g，桃仁 12g，红花 10g，枳壳 6g，赤芍 6g，柴胡 3g，一定注意柴胡是一钱，不能多用，多用了，那些烦躁、兴奋、失眠症状就加重了。有的医家说柴胡疏肝理气可以多用一点，但是越多用越烦躁，越多用越睡不着。所以柴胡的量一定要少用，但是又不能不用。"甘草二钱，桔梗一钱半，川芎一钱半,牛膝三钱",甘草 6g,桔梗 5g,川芎 5g,牛膝 10g,这是原方的剂量。

这个药吃进去会有一个什么特点呢?王清任没讲。这个药吃完了多数病人会出现大便稀,如果要是有大便干,那么用这个方子就更合适了;如果病人本来就大便稀,我一般喜欢和茯苓配起来用,这样一般就不稀了,然后把其他的药,如当归、生地、桃仁的用量减少,那大便就不会稀了。所以在临床上这个剂量的加减很重要,如果便秘得严重,那就把刚刚那几味药加量,实际上正常用药后大便稀一点也没事儿,虽然稀,但是不会肚子疼。这是它的一个特点。

原方赤芍的量是 6g,按照我在临床用药的经验,如果病人舌质是淡黯的,那赤芍就按照原方剂量用;如果病人舌质是偏红的,就可以加量用 10g 或 15g;如果舌象是紫红的,还可以加到 30g,这个量是可以调整的。

如果说病人抑郁得厉害,整天无精打采的,柴胡剂量也是可以加的,如果是烦躁就只用 3g。

如果是便秘,桔梗也是可以加量的,如果不想吃饭,桔梗的量不要大。

如果病人头部症状重,精神症状非常明显的,川芎甚至可以用到 30g。这是我们在临床上常用的关于血府逐瘀汤的剂量调整。

刚才讲了这么多,可能会记不住所有的适应证,那么我告诉大家,用一个词概括就是:自主神经功能紊乱。这所有的病我们回忆一遍,全部都是自主神经功能紊乱引起的,大家回过头再对着一个病一个病地看,西医就叫自主神经功能紊乱。王清任这里提到了十九个适应证,这十九个之外的其他自主神经功能紊乱可不可以用血府逐瘀汤?放心用!效果也很好!这是我验证体会过的。

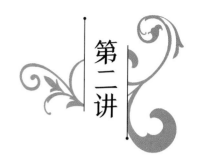

膈下逐瘀汤

今天我们的学习继续进行,之前讲了通窍活血汤和血府逐瘀汤等,下面我们再讲一下膈下逐瘀汤。这个方子可能大家使用得比较少,我专门研究王清任的这些方子到底好不好,我刻意地在临床上验证过,其实膈下逐瘀汤是一个疗效极好的方子。下面我们就看一下膈下逐瘀汤都是治疗哪些疾病的。膈下逐瘀汤治疗的病症没有血府逐瘀汤那么多,首先第一个是治疗"积块"。

【原文】

膈下逐瘀汤所治之症,开列于后:

积块

积聚一症,不必论古人立五积、六聚、七癥、八瘕之名,亦不议驳其错,驳之未免过烦。今请问在肚腹能结块者是何物?若在胃结者,必食也;在肠结者,燥粪也。积块日久,饮食仍然如故,自然不在肠胃之内,必在肠胃之外。肠胃之外,无论何处,皆有气血。气有气管,血有血管,气无形不能结块,结块者必有形之血也。血受寒则凝结成块,血受热则煎熬成块。竖血管凝结则成竖条;横血管凝结则成横条;横竖血管皆凝结,必接连成片,片凝日久,厚而成块。既是血块当发烧,要知血府血瘀必发烧。血府,血之根本,瘀则殒命;肚腹血瘀不发烧。肚腹,血之梢末,虽瘀不致伤生。无论积聚成块在左肋、右肋、脐左、脐右、脐上、脐下,或按之跳动,皆以此方治之,无不应手取效。病轻者少服,病重者多服。总是病去药止,不可多服。倘病人气弱,不

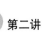

任克消,原方加党参三五钱皆可,不必拘泥。

【讲解】

王清任讲:"积聚一症,不必论古人立五积、六聚、七癥、八瘕之名,亦不议驳其错,驳之未免过烦。今请问在肚腹能结块者是何物?"注意积块一定是在肚子里面,那么是肚子里的什么东西呢?"若在胃结者,必食也",如果胃部有积块,那肯定积聚的是食物。"在肠结者,燥粪也",在肠子里的一定是燥粪,我们在临床上经常会见到,我们在病房查房,给病人查体的时候,发现左下腹突然能摸着个东西,或者是整个肚子在结肠走的这个区能摸到一块一块的硬东西,这就是在肠结者,是燥粪。

"积块日久,饮食仍然如故,自然不在肠胃之内,必在肠胃之外"。刚才讲的无论是食积在胃,还是粪结在肠,这个都好治。有的不是在胃肠之内,治疗起来就不容易了。

"肠胃之外,无论何处,皆有气血。气有气管,血有血管",注意他这个"气管"指的还是动脉,"血有血管",他指的是静脉。这是王清任认识到的解剖里面描述的气管、血管,和我们一般认识意义上不同。

"气无形不能结块,结块者必有形之血也。血受寒则凝结成块,血受热则煎熬成块",这是积块形成的原因,一个是受寒,一个是受热,也就是说不管寒热都可以导致积块的形成。

"竖血管凝结则成竖条;横血管凝结则成横条;横竖血管皆凝结,必接连成片,片凝日久,厚而成块。既是血块当发烧",这也是王清任的一个推测,就是只要摸到了这样一个东西,他都认为是血结成块,就会发烧。"要知血府血瘀必发烧。血府,血之根本,瘀则殒命",刚才讲的"瘀在胸中"的发烧,但是他也强调了说"肚腹血瘀不发烧",就是说如果在肚子里边出现积块的话,不发烧,只要发烧的,他认为都是在胸中血府里面。

"肚腹,血之梢末",他为什么说是"血之末梢"呢?他认为血是以心脏为中心,心脏一收缩血就出去了,心脏一舒张血就回来了,这是他的一个想象,这也是一个《医林改错》里面出现的认识上的错误。

"虽瘀不致伤生",肚子里面有瘀血,但是不至于危及生命,说"无论积聚成块在左肋、右肋、脐左、脐右、脐上、脐下",也就是说肚子里边任何地方。"或按之跳动",这个跳动也能摸到块,见于什么病?像主动脉瘤,会见到这种情况,你能摸到一个块,但是它是跳动的,当然有的你摸到的是动脉本身。

"皆以此方治之,无不应手取效",它的疗效怎么描述呢?肚子里面只要有肿块,就用膈下逐瘀汤。"病轻者少服,病重者多服。总是病去药止,不可多服",要吃到什么时候呢?吃到肿块没了,摸不到肿块就可以了,病好了就不可多服。

"倘病人气弱,不任克消,原方加党参三五钱皆可,不必拘泥。"原来讲这个血府逐瘀汤的时候,王清任一直是加黄芪,肚子里面有积块,他都是加党参三钱到五钱。

这是讲的膈下逐瘀汤治疗瘀血积聚在腹腔的病症,主要是描述的这个积块。当然还有一些瘀血轻的,没有结块的,也是可以治疗的。

【原文】

小儿痞块

小儿痞块,肚大青筋,始终总是血瘀为患。此方与前通窍活血汤、血府逐瘀汤三方轮转服之,月余,未有不成功者。

【讲解】

刚才讲的膈下逐瘀汤适应证里的积块指的是大人的。下面又专门列出了一个"小儿痞块",小孩的肚子里面也会出现肿块。

这里的"小儿痞块",当然这是指年龄小,在10岁以下的这种。"肚大青筋",这个一般来讲是消化不良,跟前面论述的一样,都是"始终总是血瘀为患"。小孩出现了这种情况,"与前通窍活血汤、血府逐瘀汤三方轮转服之,月余,未有不成功者"。

小孩痞块在临床上一般都见于什么呢?就是肝脾肿大。肝脾肿大都有

什么原因呢？像肝炎可以，肝硬化也可以，小孩也会有这些问题。王清任会把膈下逐瘀汤、通窍活血汤、血府逐瘀汤合起来用，腹腔里边长其他东西，比如肿瘤，那也是可以用的！这是小儿痞块。

以上两个适应证可能在现在临床上都很少有用中药治疗的机会了，一般这种情况都选择手术治疗，当然如果是肝脾的问题还是可以用的。

【原文】

痛不移处

凡肚腹疼痛，总不移动，是血瘀。用此方治之极效。

【讲解】

第三个适应证，叫"痛处不移"。

"凡肚腹疼痛，总不移动，是血瘀。用此方治之极效"。疼痛固定在一个地方的疾病，要考虑有血瘀，这个确实是这样的，疗效好极了！

我们在临床上可以说是验证过无数个病例了。给我印象最深的一个病例就是在中日友好医院，有一天我出门诊，当时进来一个人，我一看挂号单名字不是他，我就说还没轮到你呢。他扭头就往外走，当他往外走的时候我看到他后背的衣服上都是一个一个的口子，衣服都磨破了，就像人嘴一样，张开的。我当时想这是个要饭的吗？怎么穿这么破啊！等轮到他就诊的时候，才知道原来他是因为胃疼了好几年，之前还做了胆结石的手术，把胆囊也摘了，这次来了以后，又到301医院去看病，做了检查也查不清楚，不知道是怎么回事，病人也是听别人介绍过来找我看病。

这个病人进来坐好了以后，我看到他穿着拖鞋，当时是夏天，脚趾头都是磨得血糊糊的，我说你背部是怎么回事啊？他说他这是因为疼，就去找墙角去蹭后背，蹭着蹭着后背难受了，肚子疼就会好一点，原来衣服都是蹭破了，鞋也是因为他一直在墙角挪动，把脚趾头都磨破了，就疼到这种程度。这是陕西榆林的一个病人，疼了有三年，到处治疗都治不好。

当时我一看这个病人疼这么厉害,就给用了膈下逐瘀汤加大建中汤,就这个方子,并让他第二天到我出诊的社区医院找我,要给他再针灸治疗。第二天他过来时说昨天就好很多,今天还有点疼,我就又给他扎上针灸,针灸了三四次,再加上这个药治疗几天就不疼了。

膈下逐瘀汤治疗肚子疼痛,根本就搞不清楚原因在哪的疼痛,位置固定的疼痛,判断为血瘀,确实就像王清任说的,疗效极好。

【原文】

卧则腹坠

病人夜卧,腹中似有物,左卧向左边坠,右卧向右边坠,此是内有血瘀。以此方为主,有杂症,兼以他药。

【讲解】

另外还有一个适应证,就是"卧则腹坠",这个病在临床上不多,但是也可以见到,我都遇到过好几例这样的病人了。这种病人就是躺下的时候就"腹坠",不管是夜卧还是白天卧。"病人夜卧,腹中似有物",肚子里面感觉好像有一个东西,"左卧向左边坠,右卧向右边坠,此是内有血瘀",他认为这也是血瘀导致的。"以此方为主,有杂症,兼以他药",就是说用膈下逐瘀汤为主,如果有其他的症状再加减一些药物就可以了。

这种病人我最少也遇到过四五个,非常有效,用一周就没事了。我们现在用针灸也是很好的,针灸配上去以后,让病人做躺下的动作去找这个东西,也是迅速就没了。这是我们在针灸课上要讲的。

【原文】

肾泻

五更天,泻三两次,古人名曰肾泻,言是肾虚,用二神丸、四神丸等药,治之不效,常有三五年不愈者。病不知源是难事也。不知总提上有瘀血,卧则将津门挡严,水不能由津门出,由幽门入小肠,与粪合成一处,粪稀溏,故清晨泻三五次。用此方逐总提上方瘀血,血活,津门无挡,水出泻止,三五付可痊愈。

【讲解】

那么另外一个膈下逐瘀汤的适应证,就是"肾泻"。之所以叫肾泻,"五更天,泻三两次,古人名曰肾泻,言是肾虚",我们以前一般都是把五更泻,叫成肾虚泄泻,实际上应该念"五更(jīng)天",我们都念错习惯了,就像"大(dài)黄"习惯了叫"大(dà)黄"一样,大家已经都错习惯了,渐渐地就默认正确了。那么五更天泻两三次,就是天刚要亮的时候,早晨刚起来就拉两三次,这种病人不少见的,早晨一起来就得跑几趟厕所,这种腹泻就叫作"肾泻",

说是肾虚导致的。"用二神丸、四神丸等药,治之不效",因为这种病人相对少见,所以很多医生对它的治疗并不是那么有把握,所以说经常选用的就是二神丸、四神丸。

"常有三五年不愈者。病不知源是难事也,不知总提上有瘀血",他这个"总提"也是一个解剖结构名词,实际上就是描述的十二指肠区域的一个解剖部位,"卧则将津门挡严",这个"津门"它是指在哪呢?实际上就是十二指肠乳头部位的胰胆管开口,卧位的时候就把那里给挡严了。"水不能由津门出,由幽门入小肠,与粪合成一处,粪稀溏,故清晨泻三五次。"不要去管王清任的理论分析是对还是错了,这个事儿我们不去追究。

王清任的《医林改错》很多时候是这样的,他的理论讲的是错的,但是他的方子是有效的。他只是做一个理论分析,不要以为他讲的就是对的,但是从血瘀去治疗确实有效,这也是肯定的。"用此方逐总提上之瘀血,血活,津门无挡,水出泻止,三五付可痊愈"。他说用膈下逐瘀汤以后三五剂药就可以痊愈,这个方子治疗五更泻,我也用过好多例,确实是非常有效。一般来讲,一周之内基本上可以痊愈。

【原文】

久泻

泻肚日久,百方不效,是总提瘀血过多,亦用此方。

【讲解】

下边我们再看看后面的适应证"久泻":

"泻肚日久,百方不效,是总提瘀血过多,亦用此方。"久泻的病人我也用膈下逐瘀汤治好了很多,在我印象里,一个腹泻最长时间的是拉肚子拉了40年,到处治疗就是治不好,根本就没有治好的信心了。我在六里屯社区医院带徒弟孙大夫的时候,来了这么个病人,然后我就用膈下逐瘀汤原方,结果病人吃完1周就好了,40年的病1周就好了,如果说不是你亲自去验证,你肯定觉得王清任这个方子不可靠,但是你验证完了,你就不得不信。那拉肚子二三十年的,十几年的,几年的那种腹泻就更容易治疗了。所以说王清任的这张方子也是一定要记下来,更要学会用。

【原文】

膈下逐瘀汤

五灵脂二钱,炒　当归三钱　川芎三钱　桃仁三钱,研泥　丹皮二钱　赤芍二钱　乌药二钱　元胡一钱　甘草三钱　香附钱半　红花三钱　枳壳钱半
水煎服。

【方歌】

膈下逐瘀桃牡丹,赤芍乌药元胡甘,
归芎灵脂红花壳,香附开郁血亦安。

【讲解】

我们看一看膈下逐瘀汤的组成,王清任自己编了方歌,这是很好的。"膈下逐瘀桃牡丹,赤芍乌药元胡甘,归芎灵脂红花壳,香附开郁血亦安。"那么这里边的五灵脂,用炒五灵脂是多少呢? 两钱,也就是 6g,当归用三钱,也就是 10g,川芎 10g,桃仁 10g,丹皮 6g,赤芍 6g,乌药 6g,元胡 3g,甘草10g,香附 5g,红花 10g,枳壳 5g,这就是方子的剂量。整个量都很小,这张方子肯定便宜。

临床上在使用的时候,我们还要根据具体的情况来进行加减,五灵脂用6g 基本上就够了,不需要太多。

当归,更不能多,因为当归多了滑肠,反而使泄泻加重,所以说在膈下逐瘀汤里面的当归,如果是治疗泄泻,一定要用小量,但是如果没有泄泻,他是腹痛便秘,就可以把当归的量加大,那么大到什么程度呢? 一般来讲,怎么也得达到 30g,这样便秘就容易解决了。所以说当归的使用剂量需要看他的具体适应证是什么,如果是泄泻,就用原剂量。

川芎是很安全的,无论是腹泻也好,还是便秘也好,都可以使用它,一般6~10g,这是一个常用量。

桃仁 10g,这个也不需要太大的量,但是如果这个病人特别神经质,特别容易焦虑、紧张,桃仁的量就要大一些,可以用到 20g,就是 10~20g 这么来用。

丹皮用 6g 就可以,如果是一个便秘的病人,还可以量大一些,因为丹皮是一个凉性药,如果是腹泻,最多就用这么多。

赤芍也是这样的,如果热象明显也可以加大到 30g,没有问题,但是一般情况下,加大到 15g 也就够了,腹泻和便秘都可以用,没有问题,加量问题也不大。

乌药一般用 6g,乌药可能大家不一定尝过味道,乌药比较苦,吃进去以后,口感不是很好,所以说乌药的量一般来讲就用 6g 就行了。

下面一个就是元胡,大家注意这个元胡的量就是 3g,量很小,但是如果这个病人特别神经质,烦躁、焦虑这些比较明显的时候,元胡的量是可以加大的。如果睡不着觉,甚至可以加到20g、30g都是可以的,但是如果是刚才讲到的这些适应证,就不需要用那么大量,3g就够了。

甘草一般量不用太大,10g已经是比较大的量了。

香附,我们会看到有的大夫用量很大,但是膈下逐瘀汤就用5g,大概就这么个剂量,香附的量可以大到多少呢? 也可以大到30g,尤其是女性有情志的问题,出现胸胁胀满比较厉害的时候,可以加量。

红花的量就10g。

枳壳5g,枳壳的量可以随着病人腹胀的程度进行加减,如果说腹胀程度比较重,把枳壳加到10g、15g、30g都是可以的。

这是膈下逐瘀汤,这张方子一定记住,绝对是个好方子! 我们都在临床验证过。

膈下逐瘀汤就讲这么多,接下来我们继续讲一下补阳还五汤。讲之前先简单讲一下半身不遂论。

半身不遂论叙·记未病以前之形状

王清任讲的半身不遂论叙,在这里只讲一部分,就是下面的"记未病以前之形状"这部分,其他部分在后面第八讲中做详细讲解。

"记未病以前之形状"即使指中风先兆症状。王清任这一块记述得非常详细,下面我们一起看一看,王清任是怎么讲的。

【原文】

记未病以前之形状

或曰:元气既亏之后,未得半身不遂以前,有虚症可查乎? 余生平治之最多,知之最悉。每治此症,愈后问及未病以前之形状,有云偶尔一阵头晕者,有头无故一阵发沉者,有耳内无故一阵风响者,有耳内无故一阵蝉鸣者,有下眼皮长跳动者，有一只眼渐渐小者，有无故一阵眼睛发直者，有眼前长见旋风者，有长向鼻中攒冷气者，有上嘴唇一阵跳动者，有上下嘴唇相凑发紧者，有睡卧口流涎沫者，有平素聪明忽然无记性者，有忽然说话少头无尾、语无伦次者，有无故一阵气喘者，有一手长战者，有两手长战者，有手无名指每日有一时屈而不伸者，有手大指无故自动者，有胳膊无故发麻者，有腿无故发麻者，有肌肉无故跳动者，有手指甲缝一阵阵出冷气者，有脚趾甲缝一阵阵出冷气者，有两腿膝缝出冷气者，有脚孤拐骨一阵发软、向外棱倒者，有腿无故抽筋者，有脚趾无故抽筋者，有行走两腿如拌蒜者，有心口一阵气堵者，有心口一阵发空，气不接者，有心口一阵发忙者，有头项无故一阵发直者，有睡卧自觉身子沉者，皆是元气渐亏之症。因不痛不痒，无寒无热，无碍饮食起居，人最易于疏忽。

【讲解】

未病前的形状："元气既亏之后，未得半身不遂以前，有虚症可查乎？余生平治之最多，知之最悉。每治此症，愈后问及未病以前之形状"，王清任记述自己一生当中治疗了很多半身不遂的，知道的也是比较全面的，他的研究精神很好，治好了之后都要问病人未得病之前的一些情况，并且记录、归纳、总结。

"有云偶尔一阵头晕者"，这是其中一个中风先兆，那就是在中风之前会出现偶尔一阵头晕，一会儿又好了，我们在临床上经常会见到，但是很多人都不太注意，头晕了一会就好了，好了就好了，也不觉得是有事儿，其实这种情况都是脑的某一支血管狭窄，然后短时间内引起的一个局部的缺血，就会出现头晕。所以说遇到"一阵头晕"，不要以为过去就过去了，可能要开始预防中风了。"有头无故一阵发沉者"，就是头沉，什么原因也没有，就是突然觉得头沉，抬不起头。

"有耳内无故一阵风响者"，耳朵内突然的一阵吹风的响声，一会儿又没了，那么这也是中风前的先兆。实际上是供应听觉的某个部位或者是整个听觉系统的血管出了问题，就会有这种情况，当然它不是堵塞，是临时的一个血管的缺血。"有耳内无故一阵蝉鸣者",这个跟刚刚讲的无故一阵风响是类似的。

"有下眼皮长跳动者,有一只眼渐渐小者",下眼皮跳动,或者是一只眼睛逐渐变小,也就是支配这个眼睑的神经可能出现问题,不能够把眼睁开。"有无故一阵眼睛发直者",就是突然愣神,当然对年轻人来讲中风的可能性很小,但是对于上年纪的人来讲这个就要注意了!"有眼前长见旋风者","长见旋风"是眼前看到不规则的风流动一样的东西,视网膜或者是脑子里边视觉中枢有缺血,就可能出现这种问题。

"有长向鼻中攒冷气者",鼻子里面一阵一阵发冷,尤其是年龄大一点的人,实际上鼻子也不堵,也不流鼻涕,就是突然里面冷一阵,然后没事了。

"有上嘴唇一阵跳动者,有上下嘴唇相凑发紧者",这个是语言不利,嘴唇张得不听使唤,就出现这种情况。

"有睡卧口流涎沫者,有平素聪明忽然无记性者",平时挺好的,突然开始忘事了,想不起来了。当然我们年轻人都会有这种情况,这个跟上年纪出现这个情况不一样。"有忽然说话少头无尾、语无伦次者",突然出现一阵说话语无伦次。

"有无故一阵气喘者,有一手长战者,有两手长战者",突然一阵气喘,这个"战"就是颤抖的意思。"有手无名指每日有一时屈而不伸者,有手大指无故自动者,有胳膊无故发麻者,有腿无故发麻者",不知道什么原因,突然间动一下,突然间胳膊麻,腿麻一阵,一会儿就没了,脖子也不难受,这种情况就要想到可能是脑血管的问题,如果伴随有脖子难受,包括无名指一时突然伸不开,只要排除了颈椎的问题,就要想到可能也是中风先兆。

"有肌肉无故跳动者",往往是神经元受到损伤以后容易出现,我们在临床上见到的像脊髓病变、运动神经元病变最常见的就是广泛的肌肉跳动,而这个就是某一块肌肉跳动。

"有手指甲缝一阵阵出冷气者,有脚趾甲缝一阵阵出冷气者,有两腿膝缝出冷气者"这个跟刚刚讲的鼻子出冷气是一样的。这些都是王清任观察到的中风先兆,记述得非常详细。王清任这个医家,我们不得不佩服他,他真的是一个临床实战医家。

"有脚孤拐骨一阵发软、向外棱倒者","孤拐"就是外踝,我们一般讲到的外踝部位,"一阵发软"实际上就是足内翻。"有腿无故抽筋者,有脚趾无故抽筋者,有行走两腿如拌蒜者",这就是走路不稳,腿不听话,像拌蒜。

"有心口一阵气堵者,有心口一阵发空,气不接者",他把很多心脏的问题也加进来了,实际上往往有脑血管问题的时候,心脏血管也是有问题的,所以说这些也很常见。"有心口一阵发忙者",这个是心悸。

"有头项无故一阵发直者,有睡卧自觉身子沉者",这个也不少见,有的人睡觉就觉得挺沉,身子也沉。

"皆是元气渐亏之症。因不痛不痒,无寒无热,无碍饮食起居,人最易于疏忽。"以上这些皆是元气渐渐亏虚的表现,因为不痛不痒,无寒热,不影响饮食起居,容易被人忽视。所以说我们很佩服王清任这个医家,他非常仔细,他亲自到坟地去考察人体的解剖结构到底是怎么回事,去验证古人说的是不是真的是那样,亲自去考察,临床观察也是非常仔细的,到现在我们的教科书顶多也就能描述成这样。

瘫痿论及补阳还五汤

【原文】

或曰:元气归并左右,病半身不遂,有归并上下之症乎? 余曰:元气亏五成,下剩五成,周流一身,必见气亏诸态。若忽然归并于上半身,不能行于下,则病两腿瘫痿。奈古人论痿症之源,因足阳明胃经湿热上蒸于肺,肺热叶焦,皮毛憔悴,发为痿症,盖用清凉攻下之方。余论以清凉攻下之药,治湿热腿疼痹症则可,治痿症则不相宜。岂知痹症疼痛日久,能令腿瘫,瘫后仍然腿疼。痿症是忽然两腿不动,始终无疼痛之苦。倘标本不清,虚实溷淆,岂不遗祸后人。

【讲解】

我们下面来看补阳还五汤。他是在瘫痪论这篇里面提到这个方子，一个是"瘫"，一个是"痪"，瘫就是瘫痪，不能动了，所以病字旁里面加一个难，行动困难，干什么都不行了，这就是瘫；痪就是肌肉萎缩，往往瘫和痪是合在一起的，瘫痪时间久了肌肉就萎缩了，所以说叫"瘫痪论"。

王清任认为是元气不足，"元气归并左右，病半身不遂，有归并上下之症乎？余曰：元气亏五成，下剩五成"，这里可以看出方名为什么叫补阳还五汤。"周流一身，必见气亏诸态"，也就是气亏了一半的时候，就必然见到气亏的这种状态，当然这是他的理解，不必也不能用现在的认识来评价王清任是对还是错。从现代医学角度来讲，王清任的认识是有问题的。但是，补阳还五汤这个名字就是基于他的认识来的，元气亏了五成就要补阳还五。"若忽然归并于上半身，不能行于下，则病两腿瘫痪"，一半元气，如果光在上半身，下半身没有，下半身就瘫了，这是王清任讲的。

"奈古人论痪症之源，因足阳明胃经湿热上蒸于肺，肺热叶焦，皮毛憔悴，发为痪症，盖用清凉攻下之方。余论以清凉攻下之药，治湿热腿疼痹症则可，治痪症则不相宜"。其实也是可以的，人家论述的是感染性的那种瘫痪，比如对于吉兰-巴雷综合征，清燥救肺汤还是挺好用的。

但是王清任论述的这个瘫大多是中风导致的。"岂知痹症疼痛日久，能令腿瘫，瘫后仍然腿疼"，这就是痪证和痹证的区别，如果是因为痹证肌肉萎缩了，不能动而瘫痪，那是先痛而后瘫。"痪症是忽然两腿不动，始终无疼痛之苦"，这个在临床上多数是这样的，但也不一定全是这样。很多人比如说是中风了，他不但瘫，还有痛觉过敏。另外在临床上像我们遇到的吉兰-巴雷综合征，很多病人先是疼，然后是瘫。那就是看涉及神经根的哪一部分，如果它是涉及神经的后根这块儿，那就会感觉障碍，这时候他不会疼，表现为瘫，前面是瘫，后边没有疼，这个瘫就是一种非常全面的。但如果仅仅是影响到脊髓前根、脊髓前角的这个地方，感觉没有异常，甚至可以出现感觉的过敏。这是王清任有关瘫和痪的论述。

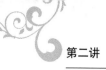
【原文】

补阳还五汤

此方治半身不遂,口眼歪斜,语言謇涩,口角流涎,大便干燥,小便频数,遗尿不禁。

黄芪四两,生　归尾二钱　赤芍钱半　地龙一钱,去土　川芎一钱　桃仁一钱　红花一钱

水煎服

初得半身不遂,依本方加防风一钱,服四五剂后去之。如患者先有入耳之言,畏惧黄芪,只得迁就人情,用一二两,以后,渐加至四两,至微效时,日服两剂,岂不是八两。两剂服五六日,每日仍服一剂。如已病三两个月,前医遵古方用寒凉药过多,加附子四五钱;如用散风药过多,加党参四五钱;若未服则不必加。此法虽良善之方,然病久气太亏,肩膀脱落二三指缝,胳膊曲而搬不直,脚孤拐骨向外倒,哑不能言一字,皆不能愈之症;虽不能愈,常服可保病不加重。若服此方愈后,药不可断,或隔三五日吃一付,或七八日吃一付;不吃,恐将来得气厥之症。方内黄芪不论何处所产,药力总是一样,皆可用。

【方歌】

补阳还五赤芍芎,归尾通经佐地龙,

四两黄芪为主药,血中瘀滞用桃红。

【讲解】

下面我们看看补阳还五汤。他说"此方治半身不遂,口眼歪斜,语言謇涩,口角流涎,大便干燥,小便频数,遗尿不禁",这些基本上就是中风常见的症状,

现在我们说的中风,既有缺血性的中风,像脑梗死,就是脑栓塞,或者是脑血栓形成,那么它形成的都是缺血性的中风;还有一种是出血性中风,脑出血,各种原因的脑出血都可以出现这些。补阳还五汤到底是用于缺血性中风还是用于出血性中风? 实际上他的原方描述没有去讲这个问题,所以缺血性中风以及出血性中风稳定以后同样可以使用补阳还五汤,这是现在研究的一个结论,王清任当时没有分这么细。

那我们再看他的这个组成,"黄芪四两,生",一定是生黄芪,用四两,四两应该是多少克呢? 是 120g! 注意这个量,我们现在开个 60g、90g、100g,到药店都不敢给抓了,王清任一用就是 120g。那么当归尾,大家注意,才用两钱,也就是 6g,很少量。赤芍,也是很少量,一钱半,也就是 5g。地龙一钱,就是 3g。川芎是 3g,桃仁也是 3g,红花 3g,就这么点量,其实主要就是黄芪。如果这里没黄芪了就不能叫补阳还五汤了。

接下来大家看看这个用法,如果我们知道方子了,不去琢磨剂量,知道方子和剂量了,又不去看具体用法,这些都是我们学习不细致的表现。

"初得半身不遂,依本方加防风一钱",大家注意"初得",就是半身不遂一开始的时候,可以用补阳还五汤加一钱的防风,"服四五剂后去之",也就是说这个防风就用四五剂,不能用得再久了。

"如患者先有入耳之言,畏惧黄芪",他提到了有的病人一看用这么大量的黄芪,病人畏惧,那"只得迁就人情,用一二两",那一二两是多少呢? 也是 30~60g,你就给他减量也得用到 30g 以上,不能再减了,人家讲得就非常好! 说以后还要"渐加至四两",黄芪的量逐渐加到四两,"至微效时",当你看到它已经微微有点效了,注意这个用法,"日服两剂,岂不是八两",一天喝 2 剂药那黄芪是多大量? 是八两,也就是 240g,一天就要用到半斤黄芪了。那王清任为什么说"至微效时"才敢这么做,他知道方向对了有效,加量没事,会更好。所以说"两剂服五六日,每日仍服一剂",一天两剂服五六天以后,又减回来,又减到一天服一剂。

"如已病三两个月",如果说已经病了两三个月,"前医遵古方用寒凉药过多,加附子四五钱",他的意思就是说如果是病的时间长,以前的医生用寒凉药比较多,那就应该在补阳还五汤里面加附子四钱到五钱,也就是 15g 以内,12~15g。"如用散风药过多,加党参四五钱,若未服,则不必加",如果用散风药过多,那就加党参四钱到五钱,也是12~15g,如果没有用就不加了,也就是前面医家没有用寒凉药,没有用散风药,你就不用加附子,也不用加党参。

"此法虽良善之方,然病久气太亏,肩膀脱落二三指缝,胳膊曲而搬不直,脚孤拐骨向外倒,哑不能言一字,皆不能愈之症",肩膀垂下来,这个我们也经常见到,或者是胳膊僵硬,你怎么搬都搬不动,或者是走路走不稳,足外翻,哑不能言,一个字、一句话也说不出,都是不能治愈的病症。"虽不能愈,常服可保病不加重",所以我们经常见到病人看病的时候跟医生说,我找你来看能不能治好或者是能不能更好点,我们一看时间久了,一看是这种状况,基本上就要告诉病人说我们尽力去治,如果说能好那更好,更重要的是不能使病情再加重,不能使它再次发作,这样病人就不至于有过高的期望,因为你给的期望值越高,最后失望也越大。

"若服此方愈后,药不可断,或隔三五日吃一付,或七八日吃一付;不吃,恐将来得气厥之症",就是吃完药好了以后,这个药要连续吃,然后要隔三五天就吃1剂药,或者隔七八天就吃1剂药,一定要间断地吃,不吃恐怕得气厥之症,严重的危及生命。

"方内黄芪,不论何处所产,药力总是一样,皆可用",而且告诉你了,不是说非得用哪里产的多么好的黄芪才行,只要是黄芪,都可以用。

我们再看一下王清任的这个方歌,这也是他自己编的,"补阳还五赤芍芎,归尾通经佐地龙,四两黄芪为主药,血中瘀滞用桃红"。他这个方歌编得很好,我们现在背的也是这个。

关于补阳还五汤,我在临床上使用的时候,还用于其他的一些疾病。我记得是前一两年吧,有一个社区卫生服务站的一个站长,是一个女性,头上斑秃,头发掉了,露出两块头皮,在别的地方治了2个月没效,然后就去找我了。当时我在六里屯社区医院出诊带徒弟,看完病人以后,我说就开补阳还五汤,结果病人吃了1周,斑秃的地方就长出小绒毛了,吃了2周就更明显了,吃了2个月就完全长好了。

那么为什么用补阳还五汤治疗斑秃呢?其实关键是要明白这个方子的

道理。"瘫痿论"里面提到的中风,其实缺血性中风就是一个局部的缺血,导致了局部脑组织的损害,影响了一些功能,。那斑秃,其实它也是局部这一块供血不足,气血循环的障碍,用补阳还五汤同样可以起到这个作用。所以说它的疗效比我们平常说的茯苓,或者是姜片这些还是要好很多的。

总之,中医的这些东西你学会了就能够融会贯通,然后不仅仅是这个,其他地方的局限性的缺血性的疾病,营养不良的问题,也可以用补阳还五汤。补阳还五汤就讲这么多,这个方子我觉得大家太熟悉了。王清任有两个方子大家最熟悉,一个补阳还五汤,一个就是血府逐瘀汤,其他的方子了解得相对少一些。

附:问题解答

1. 中风合并高血压可以用黄芪吗? 剂量如何把握?

关于高血压用黄芪的事儿,大家平时都会想黄芪补气会不会升高血压? 注意补气并不是补血压,那么高血压的血压是怎么高起来的呢? 血压升高一般来讲就是这些重要脏器缺血的时候,机体为了保证这些重要脏器的供血,他就把血压调高了,然后保证这些重要脏器血液的供应,就像我们见到的水龙头,如果是水龙头的口狭窄,只能流一点点的水,那么去接水的时候,就会很着急。但是如果想让水龙头流出的水迅速把水池子流满,那你增加水压力,虽然水龙头狭窄了,但也能迅速流出水,把水池子灌满,这样的话,提高血压首先是一种对缺血器官的自我保护,血压升高本身是一种自我保护的机制。

那么对于这类病人,就放心地去用黄芪,只要把他的缺血情况改善了,血压自动就降下来了。

我记得前两天有一个病人过来复诊,一开始病人去抄方子,那个医院一看是 60g 黄芪,就不给抓,然后病人老伴还挺聪明的,让那个医生给开 30g,然后到别的地方再买 30g 黄芪回来加到原来的药里,这样还是用到 60g,结果他说不但血压没升,反而血压现在降得很好,连西药降压药都减量了。

黄芪降压在药理研究里面也证明了,当然那个证明和实际临床不一样,他们也证明说小剂量黄芪升压,大剂量黄芪降压。他们做动物实验的结果是

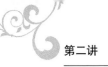

这样,但是他们造的不是脑梗死的模型,只是研究剂量大小对血压的影响。

2. 补阳还五汤与续命汤的鉴别:唐宋以前多用续命汤治疗中风,二者有何区别?

用续命汤治疗中风,我用得不多,也用过,发现那个疗效也是一般,可能对初期的有些病例确实是有效,但是我们也知道很多病,你不治它也有好转,所以我们不敢说这个续命汤到底有多好,如果续命汤确确实实对所有的中风都很好的话,我想王清任也不会专门去弄一个补阳还五汤来治疗中风。

龙马自来丹、黄芪赤风汤

下面再给大家讲一下龙马自来丹和黄芪赤风汤。

【原文】

龙马自来丹

马钱子八两　　地龙八条,去土,焙干,为末　　香油一斤

将香油入锅内熬滚,入马钱子炸之,待马钱子微有响爆之声,拿一个用刀切两半,看其内以紫红色为度,研为细末,再入前地龙末,和均,面糊为丸,绿豆大。每付吃三四分,临卧服,盐水送。若五六岁小儿,服二分,红糖水送。如不为丸,面子亦可服。如吃斋人,去地龙亦可。

治痫症,俗名羊羔风。每晚先服黄芪赤风汤一付,临卧服丸药一付,吃一月后,不必服汤药,净吃丸药,久而自愈。愈后将丸药再吃一二年,可保除根。病源记前"脑髓说"中。

【讲解】

正好今天讲讲我们怎么用马钱子这个药。龙马自来丹、黄芪赤风汤这两个方子,都是很好用的方子。

龙马自来丹这个方子为什么叫龙马,龙就是地龙,马就是马钱子,它的组成是八两马钱子,八条地龙。地龙是焙干,研成末,然后用香油一斤,就这三个药。

那么香油是干什么用的呢?香油是制马钱子用的。"将香油入锅内熬滚,入马钱子炸之,待马钱子微有响爆之声,拿一个用刀切两半,看其内以紫红色为度,研为细末",这里讲了怎么炸马钱子,把马钱子炸裂开了,香油炸过的马钱子,就去了它的毒性了。

"再入前地龙末,和均,面糊为丸,绿豆大。每付吃三四分,临卧服,盐水送。若五六岁小儿,服二分,红糖水送。如不为丸,面子亦可服",就是把八条地龙也研成末,做成绿豆大的小水丸。快睡觉的时候吃药,大人一次吃1g左右,用盐水送服,小孩一次吃0.5g左右,用红糖水送服。不做成丸直接吃粉末也是可以的。

"如吃斋人,去地龙亦可",最后看来这个龙马自来丹起主要作用的就是马钱子,从这里可以看出来,吃素的人是可以没有地龙的。

"治痫症,俗名羊羔风。每晚先服黄芪赤风汤一付,临卧服丸药一付,吃一月后,不必服汤药,净吃丸药,久而自愈。愈后将丸药再吃一二年,可保除根。病源记前'脑髓说'中",治疗痫症,俗名也叫作羊羔风,吃1个月以后,就不用吃黄芪赤风汤了,光吃马钱子或者龙马自来丹就可以了。吃时间久了就好啦。

治疗癫痫用马钱子,能够久而自愈,一般书上很少见到敢这么讲的,其实我最早看时我也不敢相信他能够有这个效果,就是有效没效,我都表示怀疑。也是我跟史载祥老师出门诊的时候,第一次看到史老用龙马自来丹,后来我就学会用了。愈后将丸药再吃一两年,大家注意,这个时间一定要吃够的,才可以除根,这很乐观,这个药治疗癫痫前途很好,这个病原理是怎么得的,在"脑髓说"这篇讲了,大家可以去看看。

【原文】

黄芪赤风汤

黄芪二两,生　赤芍一钱　防风一钱

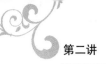

水煎服,小儿减半。

治瘫腿,多用一分,服后以腿自动为准,不可再多。如治诸疮、诸病,或因病虚弱,服之皆效。无病服之,不生疾病。总书数篇,不能言尽其妙。此方治诸病皆效者,能使周身之气通而不滞,血活而不瘀,气通血活,何患疾病不除?

【讲解】

刚刚讲的是有关龙马自来丹治疗癫痫,它是专门治疗癫痫的一个方子。接下来再看看黄芪赤风汤,这也是一张非常好的方子,国医大师薛伯寿老师用黄芪赤风汤用得最多,因为这个方子确实是适应证太广了。

我们看一看黄芪赤风汤是用生黄芪二两,也就是60g,赤芍一钱是3g,防风一钱也是3g,水煎服,小儿减半。也就是小孩黄芪都要用到30g这个量。

黄芪赤风汤都治疗哪些病呢?"治瘫腿,多用一分,服后以腿自动为准,不可再多。"首先是下肢瘫腿,可能各种原因的瘫痪都是可以的,用量稍微多点,服后以腿自动为准,不可再多,腿能动了就行了。

另外:"如治诸疮、诸病,或因病虚弱,服之皆效。无病服之,不生疾病",这个太重要了,说明这个是养生保健的很好的方子,其实再仔细看这里面主要就是黄芪,黄芪这个药,作为养生保健的一个基本药,用黄芪可以防止血管的堵塞,史载祥老师用张锡纯的升陷汤加减化裁创立的升解通瘀汤,治疗冠心病效果很好,主药也是黄芪。

"总书数篇,不能言尽其妙",这个方子太好了,写多少都写不完黄芪赤风汤的好处,所以说为什么有些知名的老中医,非常善于用这个方子,几乎占所用方子的1/3。

"此方治诸病皆效者,能使周身之气通而不滞,血活而不瘀,气通血活,何患疾病不除?"大家可以记下这个方子了,预防感冒也可以用,预防其他的,比如说我们要出去旅行也可以带上,它都可以。所以说这是一个很好的方子。黄芪赤风汤在治癫痫的时候一开始和龙马自来丹是合用的,后面就单用龙马自来丹,如果没有地龙,就单用马钱子粉也是可以的。

附:问题解答

1. 马钱子一般用量为多少克比较合适?

刚刚有人问马钱子一般用几克,这个问法还是比较大胆的啊!应该问用多大量。因为马钱子的用法是要从 0.3g 起开始用。马钱子有一个蓄积毒性的作用,在临床实际中用的时候,要是用量大,病人很快会出现马钱子中毒,中毒以后的表现就是抽搐,因为它是一个兴奋脊髓的药,表现为抽搐,也正因为它能兴奋脊髓,对大脑的异常放电起作用,所以说能够治疗癫痫。

那么剂量,为了稳妥,就是从 0.3g 开始,如果没问题加到 0.6g,如果还没问题,加到 0.9g。如果上来用的量就大,那怎么用呢? 那就连续用 5 天,停 2 天,然后再用 5 天,再停 2 天,这样用就比较安全,但是最多一开始也不要超过 1.2g,这样用就安全了。不要孟浪用药,觉得我敢,这个"敢"不行,用量大了就会给病人带来伤害,还是要稳妥点。

2. 黄芪泡水一般用多大的量?

黄芪泡水,剂量控制在 30g 之内总是可以的,10g、8g 都行,这个没有一个剂量是最安全的,因为它的安全范围太大了,一天都可以用到 240g,所以说黄芪的安全范围很大。

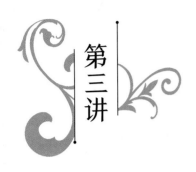

少腹逐瘀汤

【原文】

此方治少腹积块疼痛,或有积块不疼痛,或疼痛而无积块,或少腹胀满,或经血见时,先腰酸少腹胀,或经血一月见三五次,接连不断,断而又来,其色或紫、或黑、或块、或崩漏兼少腹疼痛,或粉红兼白带,皆能治之,效不可尽述。

更出奇者,此方种子如神,每经初见之日吃起,一连吃五付,不过四月,必存胎。必须男女年岁与月合成阳数方生子。如男女两人,一单岁,一双岁,必择双月方生子;如两单岁或两双岁,必择单月方生子。择月不可以初一为定准,以交接为定准。要知偶有经过二十日结胎者,切记准日期,倘月份不对,生女,莫谓余方不验。余用此方,效不可以指屈。

道光癸未年,直隶布政司素纳公,年六十,因无子甚忧,商之于余。余曰:此事易耳。至六月,令其如君服此方,每月五付,至九月怀孕,至次年甲申六月二十二日生少君,今七岁矣。

此方更有险而不险之妙。孕妇体壮气足,饮食不减,并无损伤,三个月前后,无故小产,常有连伤数胎者。医书颇多,仍然议论滋阴养血、健脾养胃、安胎保胎,效方甚少。不知子宫内先有瘀血占其地,胎至三月,再长,其内无容身之地,胎病靠挤,血不能入胞胎,从傍流而下,故先见血。血既不入胞胎,胎无血养,故小产。如曾经三月前后小产,或连伤三五胎,今又怀胎,至两个月前后,将此方服三五付或七八付,将子宫内瘀血化净,小儿身长有容身之地,断不致再小产;若已经小产,将此方服三五付,以后存胎,可保无事,此方去疾、种子、安胎,尽善尽美,真良善方也。

少腹逐瘀汤

小茴香七粒,炒　干姜二分,炒　元胡一钱　没药二钱,研　当归三钱　川芎二钱　官桂一钱　赤芍二钱　蒲黄三钱,生　五灵脂二钱,炒

水煎服

【方歌】

少腹茴香与炒姜,元胡灵脂没芎当,
蒲黄官桂赤芍药,种子安胎第一方。

【讲解】

接下来我们讲一下王清任的另外一个非常常用而且非常有效的方子,那就是少腹逐瘀汤,我们看少腹逐瘀汤在《医林改错》原著中是怎么讲的。

"此方治少腹积块疼痛",少腹是什么部位呢? 其实就是腹股沟上边,整个这一块就是少腹。"积块疼痛,或有积块不疼痛",这个方子是治疗积块的,不管疼与不疼,只要少腹部摸到了积块就可以治疗。"或疼痛而无积块",什么意思? 就是少腹逐瘀汤不但是治疗少腹有积块的,它还是治疗少腹疼痛,无积块的。

或者是"少腹胀满,或经血见时,先腰酸少腹胀",这是一种痛经。"或经血一月见三五次,接连不断,断而又来",这1个月之内,月经停了来,来了停,1个月就三五次月经,两次用少腹逐瘀汤行不行? 肯定是可以的,那么接连不断,断而又来,关键是后边这几个字,"其色或紫、或黑、或块、或崩漏",崩漏兼有少腹疼痛,单纯崩漏不一定用少腹逐瘀汤,但是只要有少腹疼痛的崩漏,你就可以用少腹逐瘀汤。"或粉红兼白带",或月经是粉红的,但是兼有白带,"皆能治之",这句话毫不过分,"效不可尽述",就是疗效好极了。这里面几乎把妇科的常见病都包括进去了。

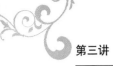

那么妇科病最终导致的就是不孕，所以说"更出奇者，此方种子如神"，但是我们在学校学中医妇科学讲妇科疾病的时候都没有讲到这个方子，而且我知道好几个知名的妇科医生，他们也很少用少腹逐瘀汤来治疗不孕症。

注意这个用法更绝妙，"每经初见之日吃起"，就是月经第一天开始吃少腹逐瘀汤，"一连吃五付，不过四月，必存胎"，用它来治不孕症，1个月才吃5剂药，月经来的第一天开始吃，整个经期连着吃5天，不超过4个月必存胎。如果不是一个久经考验的方子，作者绝不敢这么写的。这个方子我验证过了是这样，所以说我治疗不孕症的主方之一就是少腹逐瘀汤，非常好用。

注意接下来是讲生男生女的，你们可以按照你们自己的理解去解读这一段话，我就不讲解了。但是我根据这个说法给几个人指导过，基本上都是生了他们想要的孩子，但是案例不多，也不能说它是对的，有可能都碰对了。"男女年岁与月合成阳数方生子。如男女两人，一单岁，一双岁，必择双月方生子；如两单岁或两双岁，必择单月方生子"，告诉你怎么生儿子了。"择月不可以初一为定准，以交接为定准"，也就是以受精的这个时刻为标准，这才算，不是说初一。"要知偶有经过二十日结胎者，切记准日期，倘月份不对生女，莫谓余方不验"，要是你弄错日期，没能如愿，别说是我这方子不灵，"余用此方，效不可以指屈"，没法数了，有效的太多了。这我也有同感啊，这张方子太好了。

它下面讲了一个案例，说"道光癸未年，直隶布政司素纳公，年六十，因无子甚忧，商之于余"，意思是曾经有位60岁的先生，还没有孩子，很是忧虑，就跟我商量，然后我说"此事易耳。至六月，令其如君服此方，每月五付，至九月怀孕，至次年甲申六月二十二日生少君，今七岁矣"，意思就是你这事儿太容易了，到六月的时候，就让他夫人喝少腹逐瘀汤，每月5剂药，到9月份就怀孕了，第二年生了一个儿子。等王清任写书的时候这个孩子已经7岁了。

"此方更有险而不险之妙"，大家一定要记住这句，这又是一个非常值得关注的地方，"孕妇体壮气足，饮食不减，并无损伤，三个月前后"，也就是怀孕3个月前后"无故小产"，"常有连伤数胎"，这是什么？这就是习惯性流产。"医书颇多，仍然议论滋阴养血、健脾养胃、安胎保胎，效方甚少"，这是王清任的体会。"不知子宫内先有瘀血占其地,胎至三月,再长,其内无容身之地,胎病靠挤,血不能入胞胎,从傍流而下,故先见血。血既不入胞胎,胎无血养,故小产",病人子宫里面先有了瘀血,然后这个胎儿就长不成,这是他的解释,大家不一定要按这个去理解,但是事实上就是种子种在地上,地不好就保不住这棵苗,实际上就是这个道理。那么少腹逐瘀汤,就是要把这块地给弄好,然后再怀孕就没事了。

我们再看后边,关键是这个习惯性流产怎么治,这个方子很好。说"如曾经三月前后小产,或连伤三五胎,今又怀胎,至两个月前后",它是指怀孕至 2 个月前后,"将此方服三五付或七八付,将子宫内瘀血化净,小儿身长有容身之地,断不致再小产",如果她老是 3 个月流产的话,那么在怀孕 2 个月前后就吃上少腹逐瘀汤三五剂或七八剂,她就不小产了,也就不流产了。但是我在临床上使用的方法是这样:怀孕以后就开始吃,一直吃到怀孕 3 个月为止,这个保胎成功率很高。可能我用得多了,比王清任给病人用的药多,用药的时间也长,用的药量也大,但是确确实实疗效很好,我们有朋友的孩子就是这么保下来的。

"若已经小产",如果是已经流产了,"将此方服三五付,以后存胎,可保无事",如果有了习惯性流产,你就吃这个。以后再怀孕就没事了,当然最好还是怀上以后再吃上一段时间。"此方去疾、种子、安胎,尽善尽美,真良善方也"。这绝对是妇科第一方,可是我们妇科教材里面竟然没有这么讲,一听说怀孕了,不敢用活血药,但王清任用活血药就是用得这么好。

我记得曾经有一个我们名医会诊系统的医生用户,一次他给我打电话,说他那里有一个怀孕的病人,她是治别的病,我忘了是治什么病了,结果系统里开出来的方子里面有活血药,他就问敢用不敢用这个方子? 当时我正在上海,我说当然敢用了,结果吃完药以后病果然就好了,最后孩子也没事儿。其实活血药挺安全的,尤其是这个方子你们用过以后,就更会觉得安全了。

我们看一下方子的组成,先看方歌:"少腹茴香与炒姜,元胡灵脂没芎当,蒲黄官桂赤芍药,种子安胎第一方",这句话就把这个方子一下概括全面了,而且你就非要把这个方子记住不可。

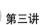

那么我们看这个方子妙在哪儿？首先每味药用量极小，一服药总共也就一小把，小茴香七粒，七粒小茴香有 1g 没有？肯定没有，但是我们一般是只开 1g，因为量再少了按粒数就没法计药价了。干姜，就是炒姜，两分，也是极小的量，不到 1g，但我一般习惯上开成 2g。元胡一钱，一钱就是 3g，我一般习惯开成 3~6g，多数在 6g 左右。没药二钱，也是 6g。当归三钱，也就是 10g。川芎两钱，6g。官桂一钱，官桂就是很好的肉桂，3g。赤芍两钱，6g。蒲黄三钱是 10g。大家注意，这里是用生蒲黄，而不是炒蒲黄。炒五灵脂二钱，6g，活血药在整个方子里边占比还是比较大的，这就是王清任的少腹逐瘀汤。我在临床的使用感受极好，可信，放心地用，很好用！

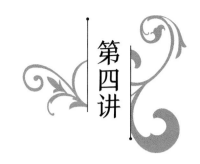

身痛逐瘀汤

咱们讲一下王清任治疗痹痛的一张方子,叫身痛逐瘀汤。这张方子在大学教材里面一般不学,在中医内科学里面也很少提到身痛逐瘀汤,但是这张方子确实是一个非常好的方子。原来我们学了很多治痹痛的方子,但是我在临床验证过程中慢慢地就淘汰了很多,因为发现疗效并不怎么样,反而是使用身痛逐瘀汤比较多。那么我就把我的使用体会跟大家交流一下。我们首先来看一下原文。

【原文】

凡肩痛、臂痛、腰痛、腿痛、或周身疼痛,总名曰痹症。明知受风寒,用温热发散药不愈;明知有湿热,用利湿降火药无功;久而肌肉消瘦,议论阴亏,随用滋阴药又不效。至此便云:病在皮脉,易于为功,病在筋骨,实难见效。因不思风寒湿热入皮肤何处作痛,入于气管,痛必流走;入于血管,痛不移处。如论虚弱是因病致虚,非因虚而致病。总滋阴,外受之邪归于何处?总逐风寒,去湿热,已凝之血,更不能活。如水遇风寒,凝结成冰,冰成风寒已散。明此义,治痹症何难。古方颇多,如古方治之不效,用:

身痛逐瘀汤

秦艽一钱　川芎二钱　桃仁三钱　红花三钱　甘草二钱　羌活一钱　没药二钱　当归三钱　灵脂二钱,炒　香附一钱　牛膝三钱　地龙二钱,去土

若微热,加苍术、黄柏;若虚弱,量加黄芪一二两。

【方歌】

身痛逐瘀膝地龙,羌秦香附草归芎,
黄芪苍柏量加减,要紧五灵桃没红。

【讲解】

王清任在"痹症有瘀血说"里面提到了这个方子,我们看王清任的"痹症有瘀血说",人家不是讲痹证都是瘀血,而是说痹证存在有瘀血这个因素,王清任这么讲:"凡肩痛、臂痛、腰痛、腿痛、或周身疼痛,总名曰痹症",只要是疼,就叫痹证。

"明知受风寒",我们认为是受了凉了,但是用温热发散药后却不好;明知是感受了湿热了,但是用利湿降火的药却没有疗效;时间长了,肌肉就消瘦了,有的医家认为是这里边存在有阴虚了,看到消瘦了,有阴血不足了,那么就用滋阴药,还是"不效"。至此便云"病在皮脉,易于为功",说病浅的时候比较容易治疗,病在筋骨呢,就实难见效了,不过确实在临床上也是这样的,痹证越久,治疗起来的难度就越大。

"因不思风寒湿热入皮肤何处作痛",这是讲,不去想风寒、湿热到底侵入到人体的什么地方才引起疼痛。王清任说:"入于气管,痛必流走",他这里讲的"气管"还是动脉。"入于血管,痛不移处",这是静脉,说痛无移处,他虽然是这么讲,但是我们不认同他。

"如论虚弱是因病而致虚",如果痹证的病人有虚弱的表现,那也是"因病致虚,非因虚而致病"。也就是说痹证里面,虚的因素不是主要的。"总滋阴,外受之邪归于何处?"我们在理解的时候,有时候在临床也是这样去辨证,是阴虚,但是不去具体说邪在何处。"总逐风寒,去湿热",用祛风寒、祛湿热的药,则"已凝之血,更不能活",无论你是用祛风寒的还是祛湿热的,你都解决不了瘀血的问题,也就是血凝的问题。

王清任打了个比方:"如水遇风寒",就是水遇到风寒,天冷了以后它就凝结成冰了,"冰成风寒已散",如果冰已经结好了,虽然没风、没寒,风寒已经散了,但是冰还在,也就是说你祛了风寒,祛了湿热,但是瘀血还在,所以说痹证老不好。说"明此义,治痹症何难",你要知道这个瘀血的道理了,那治疗痹证有什么难的呢?"古方颇多,如古方治之不效",用此方。

下面就是身痛逐瘀汤,王清任这个方歌编得也挺好的!"身痛逐瘀膝地龙",牛膝和地龙,"羌秦香附草归芎,黄芪苍柏量加减,要紧五灵桃没红"。讲得都非常好,最要紧的是不能够缺了五灵脂、桃仁、没药、红花,因为他认为瘀血是这个病里面的一个很重要的病机,王清任这个讲得很好。"黄芪苍柏量加减",根据病人的具体情况来加减使用黄芪、苍术、黄柏,也就是黄芪、苍术、黄柏这几个药并不是非用不可。但是前面这几个药是必须要用的:牛膝、地龙、羌活、秦艽、香附、甘草、当归、川芎。

身痛逐瘀汤的剂量其实也不大,都是常用量,甚至还偏小,所以说王清任也是一个四两拨千斤的医家。

秦艽,用一钱,是 3g,量也是很小的,在临床使用的时候,一般来讲,如果是热象明显、湿热明显的,我们就可以加到 6g,甚至 9g,都是可以的,因为这个药对湿热痹证效果比较好,可以加量。

川芎 6g,桃仁 10g,红花 10g,这个量在这里边儿都算是最大剂量了。甘草 6g。

羌活 3g,但是如果临床上是偏于风寒的痹痛,那么我们也可以用到 6g 或者 9g,甚至多到 15g,都是可以的。尤其是合并有便秘的时候,羌活可以用到 15g,大家在想羌活用这么大量,为什么便秘的时候这么用? 这个等我们讲《脾胃论》的时候再给大家讲羌活这个药。

没药 6g,当归 10g,当归养血和血效果非常好。五灵脂 6g,但是一定是炒五灵脂。

注意香附用 3g,香附是一个理气药,很少有人想到用它来治疗痹证,我一开始看这个方子的时候也觉得这方子为什么用了个香附,这是一个比较有特点的用法,前面都是活血药、祛邪药,就这一个是理气的药。牛膝也是用 10g,地龙用 6g。

这就是它的药物组成。但是加减,"若微热,加苍术、黄柏",实际上可

以把秦艽的量加大点,地龙的量也可以加大点,这两样都是凉药,可以祛热。那么如果是虚弱比较厉害,"黄芪一二两",用黄芪30~60g。这是身痛逐瘀汤的组成和剂量。

关于这个方子,我在没有研究王清任之前,我们医院原来有一个同事,他就说过,他听他的老师讲过身痛逐瘀汤治疗坐骨神经痛挺好的。后来我就在验证这个,确实是有的坐骨神经痛病人用上身痛逐瘀汤以后有效,这就是经过临床验证的。临床医生传承下来的经验基本上是可信的,是经得起反复验证的。那么我在临床上用这个治疗各种痹证,不管是不是坐骨神经痛,发现效果很好,而且对于哪些疼痛更好呢?尤其是对于神经痛,以及神经痛占主要成分的疼痛,都非常好。

我记得前几年有一个脊髓损伤的病人,腿疼已经将近有十年的时间了,他坐着轮椅到门诊来看病,我就开的身痛逐瘀汤,结果他第二次来诊,说吃了3剂药,疼痛就大大的减轻,减轻90%,真是超出我的预料。所以我对这个病人印象很深,这个病人腿疼近十年了,他肯定用了很多的止疼药,无论中药、西药,但是就没有身痛逐瘀汤的效果好。后来我们在治疗各种痹证、各种疼痛的时候,我基本上都是以身痛逐瘀汤为基础进行加减,可以把原来的防风汤、独活寄生汤、宣痹汤,还有含有乌头的这些制剂,把这些方子根据辨证给加进来,加到身痛逐瘀汤里边,就发现治疗痹证的疗效又大大提高了。所以说这张方子是非常值得记住,并且好好使用的。

癫狂梦醒汤

【原文】

癫狂一症,哭笑不休,尝骂歌唱,不避亲疏,许多恶态,乃气血凝滞,脑气与脏腑气不接,如同作梦一样。

桃仁八钱　柴胡三钱　香附二钱　木通三钱　赤芍三钱　半夏二钱　腹皮三钱　青皮二钱　陈皮三钱　桑皮三钱　苏子四钱,研　甘草五钱水煎服。

【方歌】

癫狂梦醒桃仁功,香附青柴半木通,
陈腹赤桑苏子炒,倍加甘草缓其中。

【讲解】

癫狂梦醒汤这个方子以前我也没太注意,虽然我们学中医内科的时候学过这个方子,用来治疗癫狂的,但是始终也没把这方子当回事儿,因为觉得中医治疗癫狂的这张方子好像也没发现什么特别的,没有给予重视,但是后来我研究王清任的其他方子,发现他的方子怎么都这么好用! 这张方子也引起了我的重视,我也刻意地去验证。

第一例验证的病人是什么病呢? 是一个离魂症的病人,这个是钱博士领来的一个病人,男性,他能看到另外一个自己在跟自己对话,他们两个之间还在商量,这个怎么怎么着,那个怎么怎么着,就是说他的魂儿离开了他的身体,这个就叫离魂症。我最早见这个病是在哪儿看到的? 是在陈士铎的《辨证录》里面见到的,当时我看到的时候我说怎么还有这种病? 觉得古人记载得太离奇了,结果就遇到了这么一个病人。遇到这个病人以后,想到《辨证录》里面也有治疗离魂症的方子,但是我又没记住,当时就想这是一个精神失常,那我直接就用癫狂梦醒汤吧,然后就给他用了癫狂梦醒汤,结果这个病人吃一段时间药还确确实实就见效了。所以后来发现癫狂梦醒汤是治疗各种神经、精神异常的一个非常好的方子。

我记得还有一个病人,也是男性,40 多岁,他的职业是开夜车,白天睡觉。有的时候他一着急或者是一遇到一个什么事儿,他就不会说话了,然后四肢瘫痪,就这样老反复发作。已经病了好几年了,就是不好。我一想这个也是精神因素在里面占的比例比较大的病,也没遇过这样的病人,不知道该怎么治,然后也给他用了癫狂梦醒汤,这个病人用了 1 年多的时间,也基

本上好了。所以说这张方子能治疗与精神异常相关的疾病，我认为是疗效比较可靠的一张方子。

我记得还有一些精神分裂症的病人，幻听、幻视，用完这个方子以后依然是有效的。实际上刚才说的这个离魂症也是幻视，他能看到另外一个自己。

那看王清任他怎么讲的呢？王清任说"癫狂一证"，这个方子是治疗癫狂的，"哭笑不休"，这个哭笑不休也是精神分裂症的一个表现。"詈骂歌唱"，这个是狂躁，是精神分裂症里面的一种，"不避亲疏"，出现各种"恶态"，什么表现都能出来，实际上他自己也不知道，因为自己精神失常了，精神分裂。

那这个机制是什么呢？王清任说这是"气血凝滞，脑气与脏腑气不接，如同作梦一样"，做梦很真实的感觉，他是如同做梦一样，但是一般人做梦比如梦到了吃，但是还在那躺着，做梦梦到飞，身体也还在那躺着。而精神分裂症的病人不是这样，他的想象，和他的躯体、他的实际能力之间是完全不相干的。所以说从这一点上，王清任这个词概括得特别好。我当时上大学学习中医内科的时候想，这个"脑气与脏腑气不接"，理解起来很困难，什么叫脑气与脏腑气不相接？实际上就是精神分裂，脑气是指大脑的功能，因为王清任说"灵机记性在脑"，他就是脑的神志功能和脏腑之气不能够和谐，不能够联系、沟通，就出现了癫狂，就像做梦一样，所以给他起个名字叫癫狂梦醒汤。吃了这个方子以后，这个癫狂、像做梦一样的状态就变成清醒状态了。这就是癫狂梦醒汤。

我们再看这个方子的组成也蛮有意思的。桃仁八钱，这是多少？3.3g乘以八钱，相当于是27g，桃仁量相当大，大家有时候看我用血府逐瘀汤里的桃仁都经常会用到25g这个量，其实从这里可以看出来，八钱的桃仁是很安全的，没有任何问题，我用了这么久，也没有发现有任何的不良反应，你再看这方歌是怎么编的呢？"癫狂梦醒桃仁功"，桃仁的功劳是最大的，当时看书的时候我就想起来小的时候家里为了避邪，大家都用什么呢？会用桃枝挂在门口，是吧？说是可以避邪，不知道是为什么。王清任用的就是桃仁，也许这个桃树、桃仁可以产生一些微量的东西，可能对我们的神经系统产生影响,并不是说真正的有什么邪,最起码对我们神经系统可能会有一个调节作用。我就把这些事件连起来这么考虑,所以对桃仁的印象就更深了,就把它记住了。

柴胡是用三钱,10g,注意如果病人是一种抑郁状态、哭笑不休,没有詈骂歌唱,柴胡的量要用到 10g 这个量,但是如果病人狂躁的话,这个柴胡量是应该减小一些的,因为柴胡确实有兴奋的作用,能够使人更兴奋。

香附是 6g,有疏肝理气的作用。

木通用了 10g,现在因为大家都说龙胆泻肝汤里面的木通有肾毒性,所以现在到处都买不到木通了,其实这个木通原来用的是川木通,产生肾毒性的是关木通,关木通本身原来是不入药的,新中国成立以后我们的药典里面才收录了它,因为它和木通的很多功效是一致的,所以就把关木通也入药了,在古代关木通是不入药的。那么我们现在要用木通,还是用川木通,不要用关木通。

赤芍的用量是 10g,三钱,如果病人是狂躁、舌质紫红明显,赤芍用 10g、15g、20g、30g 都是可以的。

半夏是 6g,如果热象明显,半夏的量就用这么大,或者再减少点,如果热象不明显,半夏的量还可以加点。

大腹皮 10g,青皮 6g,陈皮 10g,这几个药,陈皮、青皮可能大家都知道疏肝理气时用得多,甚至破气,但是大腹皮用在这,是要引起重视的,为什么要用大腹皮? 这个我也没有去找依据,大腹皮为什么会用来治疗癫狂? 桑白皮是用 10g,桑白皮可以清肝、清肺泻火,桑白皮很好,狂躁可以用它。

还有一个药比较特殊,苏子用了将近 15g,苏子跟狂躁又有什么关系? 这个也需要深究。因为在我们所学的苏子功效里面是没有治精神方面疾病的。

甘草这个用量也比较大,用到了五钱,也得 15g 以上。所以说这里边有几个比较特殊的药,一个是大腹皮,一个是苏子,还有就是这个桑白皮,这三个在一般的方子里边很少用于调节精神疾病,其他的几乎都还能够用到,木通用得也比较少,这四个药是比较特殊的,我觉得还需要再深入研究一下,他为什么选这几个药? 后来我在调节其他有精神异常方面的疾病的时候,

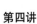

不用癫狂梦醒汤的时候,也会选这几个药加减,我觉得是有效的,当然桃仁还是主要的。

在王清任编的方歌里面,也说桃仁是主要的,"香附青柴半木通",这是半夏、木通,"陈腹赤桑苏子炒,倍加甘草缓其中",这里甘草的量比较大。倍加甘草,也就是加了一倍,用五钱,那么这个在使用的时候就要注意桃仁的量要大,甘草的量也要大,然后才是其他的。我想把这张方子介绍给大家,以后对各种精神异常的疾病,可以以癫狂梦醒汤为基础,打通精神和脏腑之间的联系通道,疾病就好了。

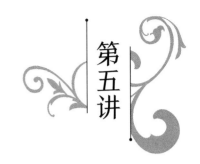

今天我们接着讲王清任的其他方子。我一开始说过王清任的每一张方子都很好,但是。有些方子我也没有用过,不过大多数的方子我还是用过的,把我用过的这些方子跟大家做个交流。

黄芪防风汤

【原文】

治脱肛,不论十年、八年,皆有奇效。
黄芪四两,生　防风一钱
水煎服,小儿减半。

【讲解】

黄芪防风汤是干什么的呢？是治疗"脱肛,不论十年、八年,皆有奇效"。脱肛,好像是没有什么好的办法治疗。我在别的课上讲过可以通过针刺公孙迅速地治疗脱肛。如何避免脱肛,使其不反复发作,王清任这个方子很好用。

这里的黄芪,一定要注意是四两,而且是生黄芪,一定是生的,而且量要足够。四两是多少？120g,是这么大量。那么防风,只用 3g,一钱的量,就这么小。实际上这里面主要就是黄芪,水煎服。小孩,药量要减一半,这就是黄芪防风汤。

你看王清任整个这里边，就没几个字，但把他全部的东西就都讲出来了。我曾经遇到过一个老太太，当时应该是80岁左右，她持续脱肛。事情大概是发生在5年前，是一个朋友的母亲，过来找我看。我就给用了黄芪防风汤，当时没敢给她用太大的量，只用了60g生黄芪。虽然只用了60g，仍然是有效的。但是并没有感觉到王清任所描述的奇效，只是说有效，用了十多天才好。一般我们说的奇效，是吃进去就得好。但老太太吃了大概15剂药以后，就不再犯病了。不管怎么样，这张方子的有效性是没有问题的。这个记住他的用药特点就行了。

脱肛到底是个什么病呢？肛门本身掉不出来的，那实际上它脱出来的是什么呢？其实是直肠的黏膜脱出来了。那么直肠黏膜怎么能脱出来呢？直肠的黏膜和直肠的肠壁之间本来有疏松的结缔组织连着，但是现在更疏松了，所以就粘不住，再加上病人便秘，就会往下挤直肠黏膜，那么直肠黏膜就脱出来了，形成脱肛。有的人并没有便秘，也会出现脱肛，那就是黏膜和肌层之间的这部分组织太疏松了，稍微一用劲就脱下来了。这是黄芪防风汤治疗直肠黏膜脱垂，古人叫脱肛。

黄芪甘草汤

【原文】

治老年人溺尿，玉茎痛如刀割，不论年月深入，立效。
黄芪四两，生　甘草八钱
水煎服。病重一日两付。

【讲解】

另外一个方子叫黄芪甘草汤，大家注意王清任太善于用黄芪了，黄芪跟其他的药物稍微一组合就是一个非常有效的方子。

那么黄芪甘草汤治什么的呢？治疗"老年人溺尿，玉茎痛如刀割，不论年月深入，立效"。吃进去就见效，这个起效非常快。

排尿时玉茎疼痛，这个显然指的是男性疾病，那么什么样的男性病人会出现这个症状呢？其实就是前列腺炎，尤其是急性前列腺炎，或者尿道炎，男性老年病人如果出现了前列腺炎和尿道炎疼痛，时间很久，他就用黄芪甘草汤来治疗。

注意还是生黄芪，用四两，甘草这个用量在王清任的方子里面是最大的，是八钱，也就是 25g 左右。"病重一日两付"，如果是病情程度比较重，就要一天吃 2 剂药，黄芪就要用到 250g。黄芪用到 250g，甘草用到 50g 这么大的量。只有用到这个量，才能"立效"。一会儿我们讲到其他方子时大家也要注意，王清任的方子黄芪的量一定要用足，不足或者缺乏疗效就不好。甘草能够通淋，能够治疗淋证，也就是治疗尿道疼痛。但是关键在量，而且还要用生甘草。王清任只要没写炙的，都是用生甘草。

黄芪甘草汤治疗急性的前列腺炎和慢性的前列腺炎时都可以用。"不论年月深入"，就是不管时间多长这个药都很好用。所以说学医，一开始就得学这样的方子，小方子加减的时候你心里面才有底。遇到这一类的病人，比如说在原来经验的基础上，就能想到加黄芪、甘草，加上之后心里面有底，为什么呢？王清任就这两味药就解决了，何况这里还可以配合其他的。所以学医一开始就看大方，一辈子就容易当糊涂虫，要从学小方开始。

木 耳 散

【原文】

治溃烂诸疮，效不可言。不可轻视此方。

木耳一两，焙干，研末　白沙糖一两，和匀

以温水浸如糊，敷之，缚之。

此方与刺猬皮治遗精，抽葫芦治鼓症，义同。明此义，方可以学医。

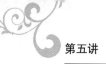
【讲解】

木耳散这个方子,我最早接触是刚开始参加工作的时候。当时有一个同事,他的什么东西都保密,他一般不愿意跟别人讲,有一天他说有一个祖传的好方子,是治什么的呢? 那时候他是治疗褥疮,长期卧床的病人臀部容易形成压疮,也就是褥疮。他就用木耳散直接涂在褥疮上面,然后褥疮就会很快好转。他也用木耳散治疗臁疮,就是腿的内侧出现溃烂,效果也挺好。那时候我也没有好好读《医林改错》,当时不知道这个方子是出自《医林改错》。后来等我详细研究完以后才知道木耳散这个方子是出自这里。

所以有些学生说我从来不保密,因为这些本来就是古人传给大家的,你保密不让别人知道,那不就会有更多的人不能受益吗? 古人都不保守,都传下来了,我们自己还都当秘方,我不认同这样的做法。那么木耳散呢,是治疗"溃烂诸疮,效不可言。不可轻视此方",可以治疗各种溃烂,各种疮。"效不可言"就是说疗效太好了,不管怎么说你都不一定相信。"不可轻视此方",告诉你这个方子太好了。

那我们看看这个是怎么用的:"木耳一两,焙干,研末;白沙糖一两,和匀"。木耳用一两,白砂糖用一两兑匀了,怎么用呢?"以温水浸如糊,敷之,缚之",是用温水把它调成糊状,然后"敷之,缚之",涂在疮面上,外面再用纱布盖上绑起来。要不然会把药弄得哪里都是。

我们再分析一下这个方子的原理。木耳和白砂糖怎么就可以治疮呢? 因为这个疮的形成,肯定是先有感染,没有感染就不会形成疮。砂糖大家应该有印象,谁家糖罐子里的糖坏掉过? 谁家糖罐子变过味? 谁见过糖里面长过虫? 没有吧? 就这一个砂糖就管事儿,不要说再加上木耳了,所以说疮面直接敷糖都是有效的,都不容易感染,所以单独用砂糖就可以解决。

木耳在里面有什么作用呢? 大家注意他讲的是什么呢? 是溃烂,溃烂一般都要流水的。干木耳一泡就会变大了,其实是吸水变大的。把木耳研成细粉以后,糊在疮面上,水渗出有多少,它就可以吸多少。所以说木耳起一个吸湿的作用。糖有防止细菌滋生和繁殖的作用,没有细菌繁殖,没有渗出的水一直在那里泡着疮面,它就比较容易长好,溃烂就能好得快。这个方子很妙的,别看就两味药,但是非常妙。而且这个木耳还有一个特点:你们谁见过木耳生虫?谁见过木耳溃烂?也是很少见的。很少见到木耳烂掉的。这两味药合在一起就非常好用。没有白砂糖,可不可以换?可以换什么药?换蜂蜜,蜂蜜也从来没有坏过,疮或疮疡直接用蜂蜜纱条,放在上面都很好的。如果渗出多,再加上木耳粉,疗效就更好了。这是一个变通的方法。

"此方与刺猬皮治遗精,抽葫芦治鼓症,义同。明此义,方可以学医。"刺猬皮味涩治遗精、干抽葫芦吸水治鼓胀腹水,与此方木耳散吸湿、减轻创面湿烂,都是利用药物的天然特性,具有这样的悟性才可以学医。

玉龙膏(即胜玉膏)

【原文】

治跌打损伤,贴之颇效。

香油一斤　白蔹　升麻　当归　川芎　连翘　银花　甲片　川乌　象皮各四钱　乳香一钱半,末　没药一钱半,末　轻粉三钱,末　冰片三分,末　麝香三分,末　白占二两

将前九味药入油内炸枯色,去渣,入官粉三盒,离火,再入乳、没、粉、片、麝搅均,再将白占投入于内,摊贴之,此膏去官粉,即糕子药,贴破烂诸疮,其效如神。

木耳散、玉龙膏,溃烂诸疮,可靠之良方也,不可轻视。

【讲解】

玉龙膏也叫胜玉膏,在中医外科里面经常提到它。它都治什么呢?"治跌打损伤,贴之颇效",是治疗跌打损伤的。跌打损伤指的是什么?这个方

子我没有用过。但是我看了看这张方子还蛮好的,它治疗跌打损伤的疼痛,一般跌打损伤最后出现的就是疼痛。各种原因的疼痛。

这个方子的组成有香油。香油是中医外科比较常用的药,中医外科油炸东西的时候用的基本都是香油,有时候用的是桐油。还有"白蔹、升麻、当归、川芎、连翘、银花、甲片、川乌、象皮各四钱、乳香一钱半末、没药一钱半末、轻粉三钱末、冰片三分末、麝香三分末、白占二两",这是这个方子的组成,象皮现在很难买到,大象的皮也是很贵的。有的药可能大家不太熟,轻粉大家都知道是毒药,是外用的一种毒药。我们中药的毒药,现在都用得很少了,其实这些药的疗效是非常好的。像砒霜,原卫生部部长陈竺研究的三氧化二砷治疗白血病、急性白血病,最后还获得了国际大奖。其实都是从中医里面挖出来的,不要以为毒药就不好,关键是我们得把它给用对了。轻粉在外科里面经常用,去腐生肌就得靠它。还有冰片、麝香,麝香比较难找。白占是什么?其实就是白蜡。制作膏剂时,没有蜡,那制成的就是油剂,有蜡就可以使之变硬,有了蜡之后再敷到皮肤上,它可以液化,不敷到皮肤上的时候,它就好像是固体一样。

将前九味在油内炸枯色,去渣,入官粉,官粉知道是什么吗?可不是官桂粉,官粉就是化妆用到的白面,也叫白粉,白粉也不是面粉,实际上是铅粉,也是有毒的。之前他们曾经在讨论说中药用多了可能导致铅中毒,但是还确实需要这个东西。如果要按重金属超标评判的话,那好多中药都不能用了。关键是用得对不对。其实药本身没有错,管理上确实存在一些问题。但也不应该简单认为有毒的东西就是不好的东西,其实好坏关键在使用的人,而不在这个东西本身。"再入乳、没、粉、片、麝搅均,再将白占投入于内,摊贴之",前面的药都弄好了,再将白蜡放进去,然后抹到纱布上后贴在疼痛部位。这是治疗跌打损伤的疼痛的。

"此膏去官粉,即糕子药",就是把官粉去掉了,就成了药膏子。"贴破烂诸疮,其效如神",大家注意,很多外用的膏剂里边有官粉,如果有伤口、渗出,使用容易铅中毒,所以王清任强调应该"去官粉"。治疗破烂诸疮,比如刚才的木耳散证,就不能用官粉。"其效如神",方子非常好。

最后还有一个总结"木耳散、玉龙膏,溃烂诸疮,可靠之良方也,不可轻视"。本方药味非常多,要是记不住,照这个方子去配药就行了。

怀胎说（兼记难产胎衣不下方）

【原文】

古人论胎在子宫,分经轮养;一月肝经养,二月胆经养,三月心经养,四月三焦养,五月脾经养,六月胃经养,七月肺经养,八月大肠经养,九月肾经养。若依其论,胎至两月,自当肝经交代,胆经接班,此论实在无情无理。儿在母腹,全赖母血而成,一言可了,何必图取虚名,故作欺人之论。又如子啼门云:儿在母腹,口含脐带疙瘩,吮血养生。请问:初结胎无口时,又以何物吮血养生? 既不明白,何不归而谋诸妇,访问收生婆? 访问的确再下笔,断不致遗笑后人。岂知结胎一月之内,并无胎衣,一月后,两月内,始生胎衣。胎衣既成,儿体已定。胎衣分丙段,一段厚,是双层,其内盛血;一段薄,是单层,其内存胎。厚薄之间,夹缝中长一管,名曰脐带,下连儿脐。母血入胎衣内盛血处,转入脐带,长脏腑肢体,周身齐长,并非先长某脏,后长某腑。一月小产者并无胎衣;两月小产者有胎衣,形如秤锤,上小下大,不过三指长短;三月小产者,耳目口鼻俱备,惟手足有拳不分指;至月足临生时,蹬破胎衣,头转向下而生。胎衣随胎而下,胎衣上之血,随胎衣而下,此其长也。最关紧要是难产,古人原有开骨散,服之有效者,有不效者,其方总论活血开骨,不重用力劳乏。余每用开骨散,重加黄芪,不过一时胎即下。至胎衣不下,古人原有没竭散,始而用之,有效有不效,继而加倍用之,胎衣立下。药味要紧,分两更要紧。

【讲解】

上面原文,我重点讲后面半段:"最关紧要是难产,古人原有开骨散,服之有效者,有不效者,其方总论活血开骨,不重用力劳乏。余每用开骨散,重

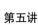

加黄芪,不过一时胎即下",古人用开骨散,对于病人疲乏不太重视,王清任用古开骨散的时候又加了一味药黄芪,也就是说王清任的开骨散含有黄芪。"至胎衣不下,古人原有没竭散,始而用之,有效有不效,继而加倍用之,胎衣立下",王清任很感慨地讲了这几个字"药味要紧,分两更要紧"。药量用不够,疗效就没那么好。古人有些方子传授时剂量是比较保守的,也可能是药物质量的问题,这个很难说。但是王清任强调了这个分量更重要。我们下面就看看王清任的每一张方子。

古开骨散

【原文】

治难产。

当归一两　川芎五钱　龟板八钱　血余一团,烧灰　加黄芪四两,生水煎服。

【讲解】

先是古开骨散,后面王清任又加了生黄芪四两。"当归一两,川芎五钱,龟板八钱,血余一团烧灰",血余炭加黄芪治疗难产疗效很好。

古没竭散

【原文】

治胎衣不下。

没药三钱　血竭三钱

为末,滚水调服。

【讲解】

再看古没竭散,治胎衣不下,用多大量呢?"没药三钱,血竭三钱",血竭三钱还是挺贵的。"为末,滚水调服",弄成粉末一次喝进去胎盘就下来了。上两个方子我也没有用过,但还是要介绍,因为如王清任所说,疗效很好。

黄芪桃红汤

【原文】

治产后抽风,两目天吊,口角流涎,项背反张,昏沉不省人事。
黄芪八两,生　桃仁三钱,研　红花二钱
水煎服。
妇科以《济阴纲目》为最,《医宗金鉴》择其方论,纂为歌诀,令人易读易记。惟抽风一症,方不效,余已补之。

【讲解】

黄芪桃红汤也是很特别的一个方子。它治疗"产后抽风",产后抽风有多种情况,其中一个是失血过多导致的抽风,产后到底是指多长时间? 不知道,所以这方子的适应证我们很难确定具体是哪一种产后抽风。也可能指的是破伤风,产后感染破伤风以后也可以抽风。我觉得这个方子的适应证应该是感染后的抽风,而不是大失血后的那种抽风。

"两目天吊",两眼翻白眼,"口角流涎",流口水。"项背反张,昏沉不省人事",只要见到这种情况,就可以用黄芪桃红汤。生黄芪用了八钱,桃仁三钱,红花两钱。重点聊一下黄芪。王清任用黄芪多数是四两,王清任治疗各种抽风,包括小儿的惊风,他都用黄芪。王清任用来治疗抽风,黄芪是必用的一个药。

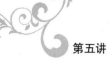

一般见到这种抽风，就要平肝息风或者化痰息风，这里黄芪桃红汤重用黄芪的治法是不一样的。他用黄芪肯定是有效的，不能仅仅停留在补肺气、健脾这个水平上来认识黄芪，运用黄芪，要再上升一个高度。但是再上升高度，不好上升，因为没有人讲过黄芪可以息风，以后我们会再专门讲黄芪，为什么黄芪能够有那么多的功效？到时候我们再详细讲。这个方子的用法是水煎服。

接着往下看"妇科以《济阴纲目》为最"，王清任认为《济阴纲目》是最好的一本妇科书，"《医宗金鉴》择其方论，纂为歌诀，令人易读易记。惟抽风一症，方不效，余已补之"，这张方子是治疗产后风最好的方子，别的方子试过了都不灵。"余已补之"这句话就是提醒大家，遇到这个病人如果用《济阴纲目》的方子疗效不行，要把这个方子记下来。包括以后我们要讲的另一个病，论小儿抽风不是风。

古下瘀血汤

【原文】

治血鼓。何以知是血鼓？腹皮上有青筋，是血鼓腹大。

桃仁八钱　大黄五分　䗪虫三个　甘遂五分，为末冲服，或八分

水煎服，与前膈下逐瘀汤转流服之，方妥。

【讲解】

再往下是"古下瘀血汤"，这是治疗什么的呢？"治血鼓。何以知是血鼓？腹皮上有青筋，是血鼓腹大"，首先什么是血鼓？有气鼓，也有血鼓，气鼓主要是以肚子胀满为主，血鼓实际上是以水为主，它的特征除了肚子大以外，腹皮上还有青筋。这个青筋是什么呢？就是静脉，静脉暴露得非常显著，这种暴露非常显著的静脉用现代医学来看它是什么病呢？就是肝病肝硬化的表现。肚子大，肚子上有青筋，其实就是静脉曲张。

古人怎么去治疗呢？就是古下瘀血汤，"桃仁八钱，大黄五分，䗪虫三个，甘遂五分为末冲服或八分"。这个方子利水肯定是有效的，用甘遂有腹泻就能够消水肿，但是这都是治标不治本，按照王清任的理论，还要配膈下逐瘀汤轮流服用。如果腹胀厉害了，用几天"古下瘀血汤"。不厉害了，赶紧用"膈下逐瘀汤"，就提醒我们膈下逐瘀汤对肝硬化是有效的。这就又多了一个治疗肝硬化的思路，不但可以用古下瘀血汤治标，比较稳妥的是用膈下逐瘀汤治本，更加稳妥的还是用健脾的办法，用四君子汤、异功散，这些才是基础用方，也可以在这些方子的基础上再加黄芪。

平时应该怎么用呢？就用异功散加膈下逐瘀汤，这样治疗就稳妥多了。如果肿得厉害就临时用古下瘀血汤，就可以把肝硬化腹水处理得比较漂亮了。

抽葫芦酒

【原文】

治腹大，周身肿。

自抽干葫芦，焙为末，黄酒调服三钱。若葫芦大，以黄酒入内，煮一时，服酒颇效，取其自抽之义。

【讲解】

什么是抽葫芦？抽葫芦就是干葫芦，葫芦干了以后就叫抽葫芦。还要用酒，治疗什么呢？治疗腹大全身肿。大家想一想肚子大、全身肿一般见于什么病？肝病的水肿往往先是肚子肿，什么病可以是肚子大伴随有全身肿呢？有两种病最多见，或者是三种，一种是心源性水肿，就是一种心性水肿，心衰，肝大，腹胀，水肿，一开始是下垂部位水肿，躺下脸也肿，全身都肿；另外就是肾性水肿，就是肾脏病本身引起全身水肿，但是肾脏病病人引起腹水的往往是比较晚期了。这里更可能指的是心源性水肿，就是心功能不全的水肿,肾性水肿的可能性比较小。心源性水肿王清任怎么治疗呢?"自抽干葫芦"就是把葫芦挂起来晾干,阴干,就是自抽干。"焙为末,黄酒调服三钱。若葫芦大,以黄酒入内,煮一时,服酒颇效,取其自抽之义",因为抽干的葫芦可以吸水,王清任就是这个意思,认为干葫芦能把体内的水吸走。

但这是王清任的一个想象。真正的原理肯定不是这个,如果说因为它干就能把水抽走的话,我们用其他的干的是不是也行啊?不行。这说明他讲的这个理是错的。王清任一直在批评前人治疗疾病有效,但是理不对。实际上他自己也犯了这个错误,临床治疗有效,但是讲的原理不对。那么我们在临床上没有抽葫芦的时候用什么?用冬瓜皮也是可以的。没有抽葫芦就用冬瓜皮就可以了,冬瓜皮利水作用很好,对于心源性水肿效果很好。我们经常在治疗心衰的时候会用到 30g 冬瓜皮,没有抽葫芦的时候用冬瓜皮。这是抽葫芦酒,注意要用黄酒。

蜜葱猪胆汤

【原文】

治通身肿,肚腹不大。

猪胆一个,取汁　白蜜四两,两味调和一处　葱头四个,带白一寸　黄酒半斤

用酒煎葱两三沸,将酒冲入蜜胆内,服之,立效。

【讲解】

"蜜葱猪胆汤"是治疗什么病的呢?"治通身肿,肚腹不大",是什么情况下才容易见到这个症状呢?有两种情况:一种情况是肾性水肿,还有一种是营养不良性水肿。营养不良导致低蛋白血症也可以水肿,但是这个肯定不是治低蛋白血症的,因为这个方子很难解决这个问题,所以说这个水肿极有可能指的是肾性水肿。

我在临床上没有用过这张方子,这是蜜葱猪胆汤,前面那个抽葫芦酒我

还是用过的。"猪胆一个取汁,白蜜四两,两味调和一处,葱头四个,带白一寸,黄酒半斤",葱要带葱白的。"用酒煎葱两三沸,将酒冲入蜜胆内",酒煎葱两三沸,蜜和胆汁合在一起,然后与煮葱的黄酒合在一起,"服之立效",我觉得这张方子可以研究研究,可以到临床上去验证一下,看是不是对肾性水肿有比较好的效果。另外到时我们也可以把它分解开来,单用蜜、葱和黄酒是不是有效? 如果有效了就可以不用猪胆汁了,猪胆汁还是蛮苦的,另外猪胆汁多了的话对胃的伤害还是比较大的。

为什么那个胆汁反流性胃炎容易导致胃部的炎症? 胆汁容易导致胃发炎吗? 这就涉及一个生理的现象,因为在人体内,从胃到十二指肠,一直到食物残渣排出,这个顺序是不能颠倒的,一旦发生颠倒,那一定生大病。

北京中医药大学原来有一位老师,他在做胆汁反流促进胃癌形成的研究,这个老师也给我们上过课,结果他发现实验动物也就是大鼠胆汁反流后,胃癌的发病率明显增加,每一个东西它该在哪个位置,就在哪个位置。胆汁只能往下走,不能往上反流,那个老师造的模型就是让胆汁反流到胃,然后就造出一批癌症的动物模型来。这个顺序的问题,是我们在医学里面一定要给予高度关注的一个问题,所有的事物必须有序,如果无序就是大病,绝不是小病。没有顺序,颠倒了位置就容易出问题。

我记得有一次中央电视台的一个频道播出了一期节目,是一个女性,美食家,她得了胃癌,然后她就去做了手术,做的手术是胃全切,没有胃了觉得自己活得没意思,医生也挺动脑的,就给她截了一段结肠,给她造了一个胃代替了原来的胃。当时我很诧异,结肠是最后面的怎么都到前面去了,怎么就结肠当胃来用了? 病人做节目的时候还挺高兴的,说自己又能吃了,又可以品尝美食了。吃得进去也能盛下,最后再从肠道里走就可以了,虽然暂时解决了她吃的问题,但是后来这个病人也是很快就死掉了。因为这样是不可能长久的,你颠倒过来是不行的。不能拿一个结肠来当胃使用。对不对? 虽然是病人自身的器官,不容易产生排异反应,但是它所处的位置不对,也是不行的。所以说这个遵循秩序,是一个非常重要的一个指导思想,这个一定要重视。

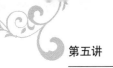
刺猬皮散

【原文】

治遗精,梦而后遗,不梦而遗,虚实皆效。

刺猬皮一个,瓦上焙干为末,黄酒调,早服。实在效,真难吃。

【讲解】

刺猬皮散是一个好方子,但是很少人知道它能治疗遗精。

"梦而后遗,不梦而遗,虚实皆效",这又是王清任说得很肯定的方子。我有一个病人问我说有没有一个特效方子能够治疗遗精的,尽管我知道有这个方子,但是我还是告诉他没有。因为我没有试过刺猬皮到底是不是对各种各样不同证型的遗精都有效。但是按照王清任讲的,以及我们对于其他方子的体验,我觉得可能是一个特效方,但是我要介绍给大家的必须是经过我验证的。"刺猬皮一个,瓦上焙干为末,黄酒调,早服",讲得很清楚了,焙干研成末,也就是刺猬皮末,然后是黄酒调,没说多少,不过能喝你就可以多喝一点,黄酒可以不当酒,可以把它当作饮料就可以。

但是后面有一个注解"实在效,真难吃",这个确实很难吃的,只要你咽得下去就行,但是一个刺猬皮你要装胶囊的话也要装一大堆,你也不能这么装胶囊吃。难吃也得直接吃,只要有效就行。

小茴香酒

【原文】

治白浊,俗名骗白,又名下淋,精道受风,汤药全不效。

小茴香一两,炒黄

为粗末,黄酒半斤烧滚,冲,停一刻,去渣,服酒。

【讲解】

小茴香酒是治什么的呢？治疗"白浊"，"白浊"是什么病？"俗名骗白，又名下淋"，这是什么病？如果不知道这个就不知道这张方子怎么用。"精道受风，汤药全不效"，吃什么药都没效。精道是什么？其实就是男性的疾病。有的书里面把"白浊"当白带去对待，是不对的。从王清任书里讲的白浊和骗白来看，应该指前列腺炎，不过这个前列腺炎不疼，而是以分泌前列腺液增多为主要表现，总之是前列腺的毛病。

"精道受风"是因为感染，所以用什么药都无效。前列腺病确实是很难治疗，容易反复。王清任给了一个非常好的方子，一点毒性都没有，是我们常用的香料。"小茴香一两"，少腹逐瘀汤里面的小茴香就用七粒，这个方子里面是用一两，你看王清任这个用药剂量差别有多大？这里的一两是30g，要比七粒多出很多来。"炒黄，为粗末"，把它好好捣一捣，捣成粗末。"黄酒半斤烧滚"，用250ml的黄酒，把它烧开，然后冲这个小茴香的粗末。"停一刻"，停留15分钟，用热的黄酒把它泡上15分钟，去掉小茴香末，喝酒就可以了。

这个方法很简单，很安全。想试就可以试一试，不会有任何问题的。但是在治疗前列腺疾病时，临床上用小茴香比较少，也很少用单独的一味小茴香来治疗。但是我觉得非常值得一用，尤其是对于下焦虚寒的这种前列腺疾病。我用黄酒煎煮过药，还是挺好喝的，也不会醉，经过煎煮酒精就都蒸发了，剩下了各种营养的精华，再兑上小茴香，把小茴香的有效成分溶出来。

今天就把王清任剩下的这些小方子讲了一遍，王清任这里面还有一些特殊的比如治疗痘疹、水痘相关的一些方子，其实是天花，虽说现在没有了天花，但是各种病毒感染还是存在的，尤其是疱疹病毒。这些方子我们也应该学一学，这些方子可不可以用于其他疱疹病毒感染的治疗？我们在第十讲再聊。

附：问题解答

1. 小儿鹅口疮可否用木耳散？

鹅口疮和皮肤溃烂是不一样的，鹅口疮大多数是属于脾虚有火，要用的

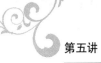

话就用泻黄散。泻黄散是口服的,不是外抹的,光外抹效果不好。

2. 木耳散用于治疗皮肤溃烂隔多久换一次药?

如果用上木耳散以后过一段时间皮肤破溃处就干了,结痂了,就应该去掉了。因为木耳散用上去以后首先是逐渐吸水胀大,变大以后外周的又会逐渐干掉,然后形成结痂,有很多有害的东西都吸附在上面,这时候你就可以把它给去掉了,去掉以后重新换上新的就可以了。

3. 骨髓炎有了窦道以后可否用木耳散?

这个一般很少用木耳散,因为木耳散主要是治疗表皮的,窦道的溃烂不适合用木耳散,窦道的那种损伤首先是要用有腐蚀作用的药物,而不是用木耳散。应该化腐生肌,像胜玉膏是可以的。

4. 小茴香酒能否用于前列腺肥大?

可以用,从中医来讲确实属于下焦寒证的病人是可以用的。因为现在治疗前列腺疾病也经常用到这些药,包括睾丸疾病,像茴香橘核丸这些,只要是下焦的一些疾病,茴香还是一个很好的药。

5. 刺猬皮散可不可以用胶囊装?

刚刚已经讲过了,一个刺猬皮要用胶囊装的话需要很多胶囊,一个胶囊大概能够装 0.3g,一个刺猬皮至少也有 20g,那就至少需要 60 个胶囊。病人没有办法一下子吃这么多的胶囊。

6. 您治疗前列腺疾病有什么个人经验?

其实以前咱们交流过,前列腺疾病我以前也是用了好多辨证论治的这些东西,有的效果不错,有的不行,当然这个病确实是很难治疗。后来我学习了陈士铎的《辨证录》以后,我就发现这本书里面有比较好的方子,我记得在《贾海忠中医体悟》这本书里面讲过,而且他用药的特点一个是刘寄奴,一个是王不留行,大家可能在跟我出诊的时候也看到我遇到这一类病人的时候,经常是用刘寄奴和王不留行的,这两个药的疗效还是比较可靠的。总体还是要在辨证论治的基础上加减。

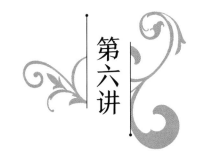

我们已将《医林改错》原书后面的重要方剂使用心得讲得差不多了,还剩几个。今天我想把《医林改错》前面部分内容给大家讲一讲,开始之所以没讲这部分内容,是因为这部分对临床的指导意义不大,但要想了解王清任,还是应该把这一块讲讲。

我们先讲《医林改错》上卷:"脏腑记叙",这一篇是纠正古人错误的,要把古人讲的错误的东西点出来,然后把他认为正确的东西写出来,这是王清任行医42年的成就。人家就写了这么多,我觉得回忆一下也很有好处。这对我们认识医学的发展以及现阶段中医应该怎么走有现实意义。那么我们先来看一看王清任这一篇怎么讲。

脏 腑 记 叙

【原文】

古人曰:既不能为良相,愿为良医。以良医易而良相难。余曰:不然。治国良相,世代皆有;著书良医,无一全人。其所以无全人者,因前人创著医书,脏腑错误,后人遵行立论,病本先失;病本既失,纵有绣虎雕龙之笔,裁云补月之能,病情与脏腑绝不相符,此医道无全人之由来也。

【讲解】

王清任说,"既不能为良相,愿为良医",古人一直在讲"不为良相,则为

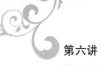

良医"。王清任的《医林改错》开篇也是这么讲。"以良医易而良相难",一般都认为做一个良医容易一些,当一个良相就比较困难。但是王清任不认同,他说"余曰:不然。治国良相,世代皆有",良相每一代都有,"著书良医,无一全人",他说要在历朝历代找良相的话可以找来一大堆,但是要找著书的良医,却没有一个能说全面的,就是说从古至今没有一个医生讲得都是对的,讲得都全面的。

"其所以无全人者,因前人创著医书,脏腑错误",都是在这么一个错误的基础上写的医书,以及自己创新的。"后人遵行立论,病本先失",疾病的根本就已经先错了,基础就先错了,他里面的"本"指的就是脏腑。那么"病本既失,纵有绣虎雕龙之笔,裁云补月之能,病情与脏腑绝不相符",也就是说不管你说得多好,写得多好,你分析的病情和真实的脏腑关系是不相符的。"此医道无全人之由来也",也就是说从我们中医《黄帝内经》里面一开始就有错了,那么后世医家在这个基础上肯定会有很多错误。所以,王清任说做良医比良相难。

【原文】

夫业医诊病,当先明脏腑,尝阅古人脏腑论及所绘之图,立言处处自相矛盾。如古人论脾胃,脾属土,土主静而不宜动,脾动则不安。既云脾动不安,何得下文又言脾闻声则动,动则磨胃化食,脾不动则食不化?论脾之动静,其错误如是。其论肺,虚如蜂窠,下无透窍,吸之则满,呼之则虚。既云下无透窍,何得又云肺中有二十四孔,行列分布,以行诸脏之气?论肺之孔窍,其错误又如是。其论肾有两枚,即腰子。两肾为肾,中间动气为命门。既云中间动气为命门。何得又云左肾为肾,右肾为命门?两肾一体,如何两立其名,有何凭据?若以中间动气为命门,藏动气者又何物也?其论肾,错误又如是。其论肝,左右有两经,即血管,从两胁肋起,上贯头目,下由少腹环绕阴器,至足大趾而止。既云肝左右有两经,何得又云肝居于左,左胁属肝?论肝分左右,其错误又如是。其论心为君主之官,神明出焉。意藏于心,意是心之机,意之所专曰志,志之动变曰思,以思谋远曰虑,用虑处物曰智,五者皆藏于心。既藏于心,何得又云脾藏意智、肾主伎巧、肝主谋虑、胆主决断? 据所论,处处皆有灵机,究竟未说明生灵机者何物,藏灵机者何所,若用灵机,外有何神情? 其论心如此含混。其论胃主腐熟水谷。又云脾动磨胃化食,胃之上口名曰贲门,饮食入胃,精气从贲门上输于脾肺,宣播于诸脉。此段议论无情无理。胃下口名曰幽门,即小肠上口。其论小肠为受盛之官,化物出焉。言饮食入小肠化粪,下至阑门,即小肠下口,分别清浊,粪归大肠自肛门出;水归膀胱为尿。如此论尿从粪中渗出,其气当臭,尝用童子小便,并问及自饮小便之人,只言味咸,其气不臭。再者食与水合化为粪,粪必稀溏作泻,在鸡鸭无小便则可,在马牛有小便则不可,何况乎人! 看小肠化食,水自阑门出一节,真是千古笑谈。其论心包络,细筋如丝,与心肺相连者心包络也;又云心外黄脂是心包络;又云心下横膜之上,竖膜之下,黄脂是心包络;又云膻中有名无形者乃心包络也。既云有名无形,何得又云手中指之经,乃是手厥阴心包络之经也,论心包络竟有如许之多,究竟心包络是何物? 何能有如许之多那? 其论三焦更为可笑。《灵枢》曰:手少阴三焦主乎上,足太阳三焦主乎下,已是两三焦也;《难经·三十一难》论三焦:上焦在胃之上,主内而不出,中焦在胃中脘,主腐熟水谷,下焦在脐下,主分别清浊;又云三焦者水谷之道路,此论三焦是有形之物;又云两肾中间动气是三焦之本。此论三焦是无形之气。在《难经》一有形,一无形,又是两三焦。王叔和所谓有名无状之三焦者,盖由此也。至陈无择以脐下脂膜为三焦;袁淳甫以人身着内一层,形色最赤者为三焦;虞天民指空腔子为三焦;金一龙有前三焦、后三焦之论。论三焦者,不可以指屈,有形无形,诸公尚无定准,何得云手无名指之经是手少阳三焦之经也? 其中有自相矛盾者,有后人议驳而未当者。总之,本源一错,万虑皆失。

【讲解】

"夫业医诊病",就是从事医疗工作,"当先明脏腑,尝阅古人脏腑论及所绘之图,立言处处自相矛盾",就是看古人所画的脏腑的图,得知古人在讲脏腑的时候,很多都自相矛盾。

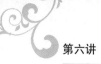

下面就是他一个一个批古人哪里有矛盾:"如古人论脾胃,脾属土,土主静而不宜动",这是古人论述脾胃功能特征时讲的。"脾动则不安,既云脾动不安,何得下文又言脾闻声则动,动则磨胃化食",这也是古人论述脾胃功能特征时讲的。"脾不动则食不化",古人讲脾胃配合才能够消化。"论脾之动静,其错误如是",也就是前面讲的这些王清任认为都没有讲对,是相互矛盾的。

那么再说到肺,"其论肺,虚如蜂窠,下无透窍,吸之则满,呼之则虚。既云下无透窍,何得又云肺中有二十四孔,行列分布,以行诸脏之气? 论肺之孔窍,其错误又如是",这块就讲到王清任说古人讲肺讲错了,其实古人这一块讲得对,是王清任批错了,古人提到二十四孔,行列分布,他认为古人说了肺的下方是不透气的,却又说有 24 个孔,还排列着。实际上是一边不透气,支气管这边还是有孔的,可以通气的。所以古人这么说实际上还是对的,但是王清任认为不对。所以王清任后面改就改错了,一会儿我们讲到后面就知道了。

后面"其论肾有两枚,即腰子。两肾为肾,中间动气为命门",这个在古代医书里面就有,肾间动气叫命门。"既云中间动气为命门。何得又云左肾为肾,右肾为命门? 两肾一体,如何两立其名,有何凭据? 若以中间动气为命门,藏动气者又何物也? 其论肾,错误又如是",这一段就是批评古人在讲肾的时候,一会儿说两个肾中间是命门,一会儿又说左肾右命门,在张景岳的书里面和赵献可的《医贯》里面都这么讲,王清任就说这些东西讲的都是乱七八糟的,不知道谁讲的是对的。

那么再说肝,"其论肝,左右有两经,即血管,从两胁肋起,上贯头目,下由少腹环绕阴器,至足大趾而止。既云肝左右有两经,何得又云肝居于左,左胁属肝? 论肝分左右,其错误又如是",我们一般是说左边是肝,实际上古人有很多这方面的认识我们现在不能够理解。他说的左边是肝的功能,有很多地方是这么解释:肝有病了首先是表现在左边出现问题,所以说肝体在右边用在左边。还有好多其他解释,确实是比较乱,王清任就是在批评这个。

"其论心为君主之官,神明出焉。意藏于心,意是心之机,意之所专曰志,志之动变曰思,以思谋远曰虑,用虑处物曰智",有关意、志,在《黄帝内经》里面讲得是非常细的,这里面是没有矛盾的,但是王清任认为"五者皆藏于心。既藏于心,何得又云脾藏意智、肾主伎巧、肝主谋虑、胆主决断?据所论,处处皆有灵机,究竟未说明生灵机者何物,藏灵机者何所,若用灵机,外有何神情,其论心如此含混。"王清任又开始批了,灵机指的是精神,批前面古人讲的是心,一会儿说五脏有五志,五种意识相关的,然后一会儿又说五脏藏于心,到底是什么?也是觉得古人讲得挺乱的。

后面又说"其论胃主腐熟水谷"。又云脾动磨胃化食",就是说脾胃配合。"胃之上口名曰贲门,饮食入胃,精气从贲门上输于脾肺,宣播于诸脉。此段议论无情无理。胃下口名曰幽门,即小肠上口。其论小肠为受盛之官,化物出焉。言饮食入小肠化粪,下至阑门,即小肠下口,分别清浊",这段是古人讲的,前面这一块古人讲得实际上也是没有错的,但是王清任后面这一块讲得有点不在理了。"粪归大肠自肛门出;水归膀胱为尿。如此论尿从粪中渗出",古人没这么说,王清任误以为古人说尿从粪中出,而且他还做了个假设:如果尿是从粪里面出来的,"其气当臭",认为尿应该是臭的,这是王清任自己的逻辑,"尝用童子小便,并问及自饮小便之人,只言味咸,其气不臭",实际上尿是咸的,也就是说古人讲得是不对的。然后说"再者食与水合化为粪",就是饮食合化为粪,"粪必稀溏作泻,在鸡鸭无小便则可",鸡鸭尿也是从肛门拉出来的,"在马牛有小便则不可",水和食都化为粪了,牛马不应该有小便。"何况乎人!看小肠化食,水自阑门出一节,真是千古笑谈",这是他在笑古人,但是实际上这一段是王清任自己错了。

所以说《医林改错》越改越错。后人总是批评他,但是《医林改错》后面的方子确实是很好用。就是因为有这么一点错很多人就不看《医林改错》了,其实不允许古人犯错误是不对的,王清任就是不允许前人犯错误,结果自己犯了错误。

后面说"其论心包络,细筋如丝,与心肺相连者心包络也;又云心外黄脂是心包络;又云心下横膜之上,竖膜之下,黄脂是心包络;又云膻中有名无形者乃心包络也。既云有名无形,何得又云手中指之经,乃是手厥阴心包络之经也",这个也是比较乱的,岂不是心包经的经络没有归属了?这是理论上的批评。"论心包络竟有如许之多,究竟心包络是何物?何能有如许之多耶",古人的认识本身就是比较乱的。

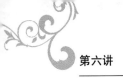

前面把心包络说了，讲得都不对，关于三焦确实也是这样。我们在大学学中医基础理论教材的时候，也讲到这个三焦一会儿有名无形，一会儿又有形。反正议论各不相同，那么我们看王清任"其论三焦更为可笑，《灵枢》曰：手少阴三焦主乎上"，注意这里说的是手少阴和三焦共同主上，是手少阴心经和三焦。"足太阳三焦主乎下"，这里也是指足太阳膀胱和三焦，应该断一下句，而不是写错了，因为这里的三焦不是指手少阳三焦经。"已是两三焦也；《难经》三十一难论三焦：上焦在胃之上，主纳而不出，中焦在胃中脘，主腐熟水谷，下焦在脐下，主分别清浊；又云三焦者水谷之道路，此论三焦是有形之物；又云两肾中间动气是三焦之本。此论三焦是无形之气。"这里一个是讲有形的三焦，一个又说三焦是无形的。"在《难经》一有形，一无形，又是两三焦。王叔和所谓有名无状之三焦者，盖由此也"。《难经》讲三焦，一个有形，一个无形，又是两个三焦。王叔和所认为的三焦也是来源于《难经》。"至陈无择以脐下脂膜为三焦；袁淳甫以人身著内一层，形色最赤者为三焦"，这个不知道讲的是什么，"虞天民指空腔子为三焦"，指的是胸膜腔、腹膜腔为三焦，"金一龙有前三焦、后三焦之论"，看来王清任确实是读了很多书，这金一龙是谁我自己也没听说过。但是王清任肯定读过他的书。"论三焦者，不可以指屈"，关于三焦的理论认识多得数都数不过来。"有形无形，诸公尚无定准，何得云手无名指之经是手少阳三焦之经也？其中有自相矛盾者，有后人议驳而未当者。总之，本源一错，万虑皆失。"从这里可以看出来，王清任虽然是改错了一部分东西，但是他改错的初衷并不是纯粹要挑古人的错，他的出发点就是我们一定要找到真理的东西然后再往前进步，那么在认识真理的过程中，出现错误，我觉得我们作为一个学者来说，要宽容他，不能因为这个就说他一无是处。

【原文】

余尝有更正之心，而无脏腑可见，自恨著书不明脏腑，岂不是痴人说梦，治病不明脏腑，何异于盲子夜行！虽竭思区画，无如之何。十年之久，念不少忘。至嘉庆二年丁巳，余年三十，四月初旬，游于滦州之稻地镇。其时彼处小儿正染瘟疹痢症,十死八九。无力之家,多半用代席裹埋。代席者代棺之席也。彼处乡风,更不深埋,意在犬食,利于下胎不死。故各义冢中,破腹露脏之儿,日有百余。余每日压马过其地,初未尝不掩鼻,后因念及古人所以错论脏腑,皆由未尝亲见,遂不避污秽,每日清晨,赴其义冢,就群儿之露脏者细视之。犬食之余,大约有肠胃者多,有心肝者少,互相参看,十人之内,看全不过三人,连视十日,大约看全不下三十余人。始知医书中所绘脏腑形图,与人之脏腑全不相合,即件数多寡亦不相符。惟胸中膈膜一片,其薄如纸,最关紧要。及余看时,皆以破坏,未能验明在心上心下,是斜是正,最为遗憾。至嘉庆四年六月,余在奉天府,有辽阳州一妇,年二十六岁,因疯疾打死其夫与翁,解省拟剐,跟至西关,忽然醒悟,以彼非男子,不忍近前。片刻,行刑者提其心与肝、肺从面前过,细看与前次所看相同。后余在京时,嘉庆庚辰年有打死其母之剐犯,行刑于崇文门外吊桥之南,却得近前,及至其处,虽见脏腑,膈膜已破,仍未得见。道光八年五月十四日,剐逆犯张格尔,及至其处,不能近前。自思一篑未成,不能终止。不意道光九年十二月十三日夜间,有安定门大街板厂胡同恒宅,请余看症,因谈及膈膜一事,留心四十年,未能审验明确。内有江宁布政司恒敬公,言伊曾镇守哈密,领兵于喀什噶尔,所见诛戮逆尸最多,于膈膜一事知之最悉。余闻言喜出望外,即拜叩而问之。恒公鉴余苦衷,细细说明形状。

【讲解】

接下来就讲他前面发现的这些错误困惑,实际上这应该是什么时候呢?应该是王清任 20 岁左右的时候有前面讲的这些困惑。"余尝有更正之心,而无脏腑可见",但是看不见,因为我们古代是不允许随便解剖人的,我们当时的封建文化就是这样,所以古代的解剖一直不是那么精细,不是很好。

"自恨著书不明脏腑",自己恨自己写书却都不明白脏腑的构成。"岂不是痴人说梦,治病不明脏腑,何异于盲子夜行",而这样去治病的话岂不是跟盲人在夜里走路一样?其实盲人白天夜间是一样的,不是因为夜间就更走不好了,白天也走不好,盲人夜行就是要强调不知道就会更不知道,不清楚就会更不清楚,是这样的意思。"虽竭思区画,无如之何",就是王清任怎么考虑,怎么比画都考虑不清楚。"十年之久",这件事困惑了他十多年,"念不少忘",始终没把这件事给忘掉。

"至嘉庆二年丁巳,余年三十,四月初旬,游于滦州之稻地镇。其时彼处小儿正染瘟疹痢症,十死八九",过了十年王清任已经30岁了,在外游历,到了滦州的稻地镇,那个地方正好赶上了小孩感染了瘟疫,拉肚子,十个里面就能死掉八九个。"无力之家,多半用代席裹埋",没有经济能力的家庭,就把小孩的尸体用席子裹一下就埋了。"代席者代棺之席也",用席子代替棺材。"彼处乡风,更不深埋,意在犬食",这些孩子死了埋得比较浅,就是为了让狗吃,"利于下胎不死",就是为了让孩子投胎之后能够活下来。这是当时的迷信认识,是错误的,不可取。"故各义冢中,破腹露脏之儿,约有百余",也就是说他在这个地方,看到了有一百多具尸体。

"余每日压马过其地,初未尝不掩鼻",每天骑马或者牵马经过,一直都捂着鼻子,可见那个地方气味还是挺难闻的,尸体的气味很难闻。为什么呢?这是四月份,气温已经开始逐渐升高了。"后因念及古人所以错论脏腑,皆由未尝亲见",后来想到古人写的那些医书,他们都没有亲自去看看那些脏腑长什么样子。"遂不避污秽,每日清晨,赴其义冢,就群儿之露脏者细视之",王清任为了解决他内心的疑问,很执着,每天一早都去仔细地观察。"犬食之余,大约有肠胃者多,有心肝者少",狗吃尸体的时候,一般都不吃胃肠道,所以心肝都被吃了,很少有心肝的。"互相参看,十人之内,看全不过三人",十个人里面能把所有的脏腑看全了的超不过三个人。"连视十日,大约看全不下三十余人",连着看了十天,看了大约三十个脏腑比较全一点的小孩。

"始知医书中所绘脏腑形图,与人之脏腑全不相合",古人书里面画的脏腑图形,和王清任实地看到的完全不一样。"即件数多寡亦不相符",这些都是王清任看到的。"惟胸中膈膜一片,其薄如纸,最关紧要。及余看时,皆以破坏,未能验明在心上心下",膈膜都比较薄,等到王清任看到的时候都已经被破坏了,看不到膈膜是在心的上面还是心的下面。"是斜是正,最为遗憾",这里说他没有看到横膈,是最遗憾的事。但是他不死心啊,接着找。

"至嘉庆四年六月,余在奉天府,有辽阳州一妇,年二十六岁,因疯疾打死其夫与翁,解省拟剐",一位妇女把她的丈夫与父亲或者是公公给打死了,就给这个妇人用剐刑,就是千刀万剐,凌迟处死。"跟至西关,忽然醒悟,以彼非男子,不忍近前",跟着到西关,忽然想到这个不是男的,不忍近前。当时还是比较封建的,想到那是个女的,我不能去,然后王清任也就没去。"片刻,行刑者提其心与肝、肺从面前过,细看与前次所看相同",一会行刑的人就提着她的心肝肺从王清任面前经过,看到与他之前看到的小孩的尸体相同。

"后余在京时,嘉庆庚辰年有打死其母之剐犯,行刑于崇文门外吊桥之南,却得近前,及至其处,虽见脏腑,膈膜已破,仍未得见",后来王清任就到北京了,又遇到一个打死母亲要千刀万剐的犯人,还是没有看到膈膜到底是什么。"道光八年五月十四日,剐逆犯张格尔,及至其处,不能近前。自思一篑未成,不能终止",后来又有一个犯人,也是凌迟处死,也没有看见。功亏一篑,一直不能够解决王清任的问题,所以他想知道膈膜的想法一直没停下来。

"不意道光九年十二月十三日夜间,有安定门大街板厂胡同恒宅,请余看症,因谈及膈膜一事,留心四十年",就这个膈膜的事王清任在脑子里面琢磨了四十年,一直想要知道。"未能审验明确。内有江宁布政司恒敬公,言伊曾镇守哈密,领兵于喀什噶尔,所见诛戮逆尸最多,于膈膜一事知之最悉",指恒敬公在新疆那边知道的最详细,因为他处死的人最多。"余闻言喜出望外,即拜叩而问之。恒公鉴余苦衷,细细说明形状",这时候还是只是听说的,没有亲眼所见。但是不管怎么样,是见过很多的人给他描述,应该是没问题的。

【原文】

余于脏腑一事,访验四十二年,方得的确,绘成全图,意欲刊行于世,惟恐后人未见脏腑,议余故叛经文;欲不刊行,复虑后世业医受祸,相沿又不知几千百年。细思黄帝虑生民疾苦,平素以灵枢之言,下问岐伯、鬼臾区,故名《素问》;二公如知之的确,可对君言,知之不确,须待参考,何得不知妄对,遗祸后世?继而秦越人著《难经》,张世贤割裂《河图洛书》为之图注,谓心肝肺以分两计之,每件重几许;大小肠以尺丈计之,每件长若干;胃大几许,容

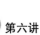

谷几斗几升。其言仿佛似真,其实脏腑未见,以无凭之谈,作欺人之事,利己不过虚名,损人却属实祸;窃财犹谓之盗,偷名岂不为贼! 千百年后,岂无知者! 今余刻此图,并非独出己见,评论古人之短长,非欲后人知我,亦不避后人罪我,惟愿医林中人,一见此图,胸中雪亮,眼底光明,临症有所遵循,不致南辕北辙,出言含混,病或少失,是吾之厚望。幸仁人君子,鉴而谅之。

时道光庚寅孟冬直隶玉田县王清任书于京邸知一堂。

【讲解】

王清任说"余于脏腑一事,访验四十二年,方得的确,绘成全图",为了把这事弄明白,王清任探究了 42 年,古人获取知识,探索知识是很不容易的。经历这么多年才搞明白,最终绘成图形。"意欲刊行于世,惟恐后人未见脏腑,议余故叛经文",想要刊行,又怕后人议论王清任故意要违背古人经典的描述。"欲不刊行,复虑后世业医受祸,相沿又不知几千百年",如果不刊行,又怕耽误后人千百年,所以王清任出这个书的时候也还是有顾虑的。但是最后还是刊出了。

"细思黄帝虑生民疾苦,平素以灵枢之言下问岐伯、鬼臾区",这都是两个名医,应该说是黄帝的老师。"故名《素问》;二公如知之的确,可对君言,知之不确,须待参考",两位名医知道的很明确的话可以告知君主,不明确的话就仍然需要参考。实际上是王清任对二位名医的批评。"何得不知妄对,遗祸后世",自己知道的不明确然后胡乱回答,那就是遗祸后世了吗?"继而秦越人著《难经》,张世贤割裂《河图洛书》为之图注,谓心肝肺以分两计之,每件重几许;大小肠以尺丈计之,每件长若干;胃大几许,容谷几斗几升。其言彷佛似真,其实脏腑未见",这个我觉得王清任也有点武断了,他怎么会知道古人没有见呢,可能古人也看到了。"以无凭之谈,作欺人之事,利己不过虚名,损人却属实祸",这也是批评古人,已经批评到品德层面了,有人身攻击的嫌疑了,说人家干着损人利己的事。"窃财犹谓之盗,偷名岂不为贼",窃取财物称之为盗,偷取名利的就已经是贼了。"千百年后,岂无知者!" 就是说你讲假的,偷取名利,千百年后一定有人可以发现你的。

"今余刻此图,并非独出己见,评论古人之短长,非欲后人知我,亦不避后人罪我",王清任刻了脏腑的图,并不是要真正批评古人的对错,也不是为了让后人知道他、记住他,也不怕后人骂他,他的这种精神很值得我们学习。所以我们后人批评王清任《医林改错》"越改越错",其实他自己已经意识到了。"惟愿医林中人,一见此图,胸中雪亮,眼底光明,临症有所遵循,不致南辕北辙,出言含混,病或少失,是吾之厚望",这就是王清任的愿望。其实我们可以从这里看出来,王清任的心就是为了能更好地治好老百姓的病。

前面讲的是王清任修改脏腑图的整个过程,以及他心理上的一个历程。这篇文章是在北京知一堂写的,王清任当时开的医馆叫知一堂。故落款"时道光庚寅孟冬直隶玉田县王清任书于京邸知一堂"。

【原文】

古人脏腑图(图1~图12)

古人所绘脏腑图形如此:

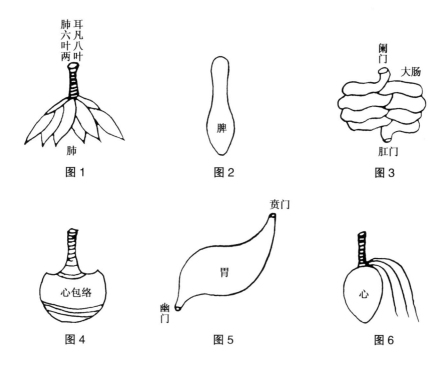

图1   图2   图3

图4   图5   图6

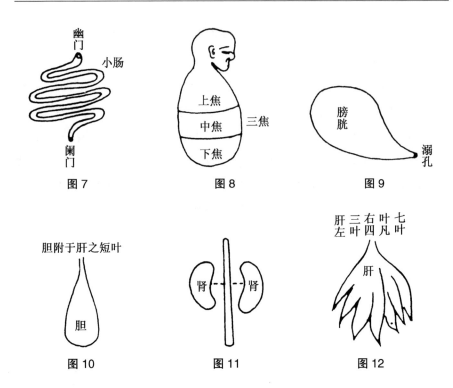

图 7　　　　　图 8　　　　　图 9

图 10　　　　　图 11　　　　　图 12

【讲解】

前面我们讲的是王清任获取解剖知识的一些历史背景,接下来就是王清任对人体解剖结构的认识。首先是古人画的脏腑图(图1~图12):首先是肺,肺六叶、两耳,总共是八块。这是古人画的图,后面是脾,画的是这样子的。往下是胃肠,上面有阑门、大肠、肛门。后面有心包络。下面是胃,有贲门和幽门。然后是心,都是古人画的。然后是古人画的幽门、小肠和阑门。还有三焦。然后是膀胱,有尿道口。胆,肝没有画在一起,接下来是两个肾。然后是肝,肝有左三叶,右四叶,一共是七叶。这都是古人认识到的。

【原文】

亲见改正脏腑图共二十五件(图 13~ 图 25)

余将亲见诸脏腑显隐之形,绘于其后。

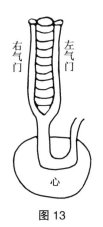

图 13

左气门、右气门两管归中一管入心，由心左转出，横行，后接总管。心长在气管之下，非在肺管之下。心与肺叶上棱齐。

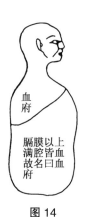

图 14

膈膜以上，仅止肺、心左右气门，余无他物。其余皆膈膜以下物。人身膈膜是上下界。

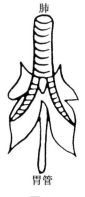

图 15

肺管至肺分两杈，入肺两叶，直贯到底，皆有节。肺内所存，皆轻浮白沫，如豆腐沫，有形无体。两大叶大面向背，小面向胸、上有四尖向胸，下一小片亦向胸。

肺外皮实无透窍，亦无行气之二十四孔。

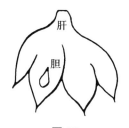

图 16

肝四叶，胆附于肝右边第二叶。总提长于胃上，肝又长于总提之上。大面向上，后连于脊。肝体坚实，非肠、胃、膀胱可比，绝不能藏血。

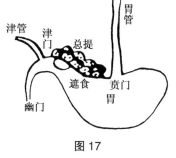

图 17

胃腑之体质，上口贲门在胃上正中，下口幽门，亦在胃上偏右。幽门之左寸许名津门。胃内津门之左，有疙瘩如枣，名遮食。胃外津门左，名总提，肝连于其上。

胃在腹，是平铺卧长，上口向脊，下口向右，底向腹，连出水道。

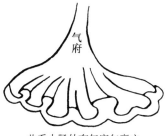

此系小肠外有气府包裹之
图 18

气府，俗名鸡冠油，下棱抱小肠。气府内，小肠外，乃存元气之所。元气化食，人身生命之源全在于此。

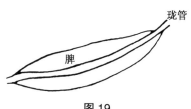

图 19

脾中有一管，体像玲珑，易于出水，故名珑管。脾之长短与胃相等。脾中间一管，即是珑管。另画珑管者，谓有出水道，令人易辨也。

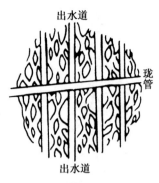

图 20

中是珑管,水由珑管分流两边出水道,由出水道渗出,沁入膀胱为尿。出水道中有回血管,其余皆系水管。

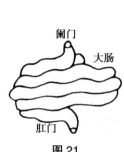

图 21

大肠上口,即小肠下口,名曰阑门。大肠下口,即肛门。

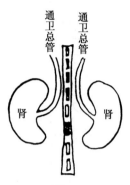

图 22

两肾凹处有气管两根,通卫总管。两傍肾体坚实,内无孔窍,绝不能藏精。

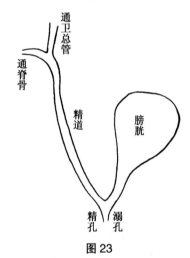

图 23

膀胱有下口,无上口。下口归玉茎;精道下孔亦归玉茎。精道在妇女名子宫。

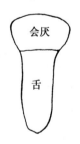

图 24

舌后白片,名曰会厌,乃遮盖左右气门、喉门之物。

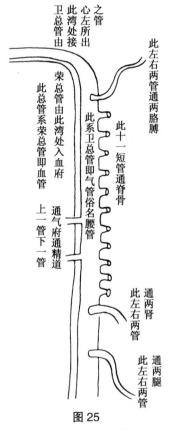

图 25

古人言经络是血管,由每脏腑向外长两根,惟膀胱长四根。余亲见百余脏腑,并无向外长血管之形,故书于图后以记之。

【讲解】

那么王清任亲自见到及自己绘制的脏腑图,一共是二十五件:都是王清任亲自看过尸体后画下来的。我们边看王清任画的图边讲:

王清任画的每一个图同时配着文字描述,如图13:"左气门,右气门,两管归中一管入心,由心左转出,横行,后接总管"。大家看图上有左气门、右气门,然后合成一个管,通过心再出来,他讲的是这个。"心长在气管之下,非在肺管之下。心与肺叶上棱齐"。中间部位是肺管,实际上就是我们现在的气管,但是王清任把气管叫成肺管,这是心和气管的关系,其实告诉大家,左气门、右气门都不是气门,左气门是左颈动脉,右气门是右颈动脉。

王清任为什么把它叫作气管呢?他自认为我们人体吸进去的气从左右气门进来入心脏,再出去,这是王清任认为的,实际上他讲错了。他为什么把颈动脉当成气管呢?因为人去世之后动脉都收缩,动脉里面是没有血的,呈现的是一个白色的管子,王清任看到一个没有血的管子,还是白色的,就认为这里面走的是气,不是血,所以不能说王清任错得很离谱,其实他不离谱,因为王清任看到的就是那样。然后王清任就去思考,用他的思维,用他的知识去驾驭他所见到的现象并记录下来,实际上是他理解错了,所以说我们应该理解王清任。

下面看图14,图上有一个血府的概念。我们知道"脉为血府"那是《黄帝内经》里面讲的。但是王清任讲的血府就是这里:"膈膜以上,仅止肺、心,左右气门,余无他物",膈膜以上除了有心、肺和左右气门,也就是动脉以外,其他什么也没有。"其余皆膈膜以下物。人身膈膜是上下界",上和下分界的这么一个东西叫膈膜,上面就叫血府。那为什么王清任把这里叫血府呢?人一死以后,狗吃这些东西的时候都把血管给撕坏了,静脉里面的血流出来以后王清任能够看到膈膜以上里面都是血,所以王清任就把这个叫血府,血府逐瘀汤中的"血府"也是由此而来。他讲膈膜以上满腔皆血,实际上也是一个误解。

图15,这个图王清任叫肺管,实际上就是我们现在的气管。"肺管至肺

分两杈，入肺两叶，直贯到底"，直接分到肺的周边。"皆有节"，都是分节的。其实王清任看不了那么细，所谓有节其实就是气管的环状软骨，他看到的是一节一节的。再往里他也没看到，都是他猜的。"肺内所存，皆轻浮白沫，如豆腐沫，有形无体，两大叶大面相背，小面向胸，上有四尖向胸，下一小片亦向胸"，王清任否定肺是呼吸的，这个观点来源于他看到的，他看到肺里面是没有气的，都是白沫，不过肺的形态的描述是正确的。但是他因为见到了死肺里面都是这种东西，他就认为肺不是管呼吸的。"肺外皮实无透窍，亦无行气之二十四孔"，其实古人讲的二十四孔是肺里面通向气管的那边，更细的支气管，应该是这样的。这也是王清任的一个误解。

那么再看图16肝胆，"肝四叶，胆附于肝右边第二叶。总提长于胃上，肝又长于总提之上"，这个"总提"是什么？王清任在讲到膈下逐瘀汤的病机时候讲过总提，按照王清任所见，"总提"其实就是肝的镰状韧带，或者是肝圆韧带。因为这个是在肝和胃之间把它们连接在一起的。"大面向上，后连于脊。肝体坚实，非肠、胃、膀胱可比，绝不能藏血"，这也是王清任否定古人"肝藏血"，事实上活的肝真是藏血的，王清任所看到死肝都是硬的，他就说这里面没血，就是一个黑紫的硬东西。

接下来看图17，画着一个胃，然后还可以看到总提，然后有津门、幽门，还有津管、遮食。其实从这个图上来看，总提上面是肝，总提是连着肝和胃的，实际上胆囊的开口也在这里，他把胆总管与胰腺导管合起来排到十二指肠的孔，王清任把十二指肠也都画到胃里面去了，"遮食"实际上是幽门括约肌。这里面王清任标注了一个津门，他理解为喝进来的东西都从津门走了，其他吃的东西都从幽门走了。当然这个也是错的。"胃腑之体质，上口贲门在胃上正中，下口幽门，亦在胃上偏右。幽门之左寸许名津门。胃内津门之左，有疙瘩如枣，名遮食。胃外津门左，名总提，肝连于其上。胃在腹，是平铺卧长，上口向脊，下口向右，底向腹，连出水道"。

王清任下面这个更是错了（图18）：小肠、肠系膜，王清任把这些叫作气府，说气都在这里。为什么王清任认为气在这里呢？"气府，俗名鸡冠油，下棱抱小肠。气府内，小肠外，乃存元气之所。元气化食，人身生命之源全在于此"，王清任所说的元气在小肠外，所谓的用黄芪大补元气就是指这个。

鸡冠油里面藏的是元气,生命的根源都来源于这里。他为什么认为是这样呢?因为肠系膜动脉很多,人死亡以后这些动脉里面也都是空的,他就觉得气府通气门,而且王清任想象一吸气肚子鼓起来了,一呼气肚子下去了,所以他认为这里就是气府。这是王清任根据自己看到的现象结合他的想象力导致的错误。

下面讲到了脾(图19~图20):"脾中有一管,体像玲珑,易于出水,故名珑管"。其实王清任讲的这个脾是什么呢?是胰腺,中间有一个管最后通过津门排到小肠,实际上王清任画的是一个胰腺,到胃里面。然后他又把它给展开,里面有各种管道,里面是分水的,水喝进去以后通过水管排到这里面,然后通过脾渗漏,一部分排到膀胱去了。所以说"中是珑管,水由珑管分流两边出水道,由出水道渗出,沁入膀胱为尿",所以王清任认为这样进去的尿就没有屎味了,就不臭了。实际上这又是他的一个错误解读。

后面(图21)没什么大问题,这里就不讲了。再看后面讲到肾凹处有气管两根(图22),其实是肾动脉,通向卫总管,实际上就是腹主动脉。再往后,看一下膀胱的图(图23),这幅图是有问题的。一个是精道,当然他当时画的肯定是男的。精孔和膀胱的排尿孔最后形成尿道口,但是他没有讲精道最后通哪里,最后通向睾丸王清任不知道。因为王清任看不清楚,睾丸是在体外的。精道又在里面,中间又拐了个弯,这里的解剖他没有搞清楚。"精道在妇女名子宫"也是王清任的一个解读,这也是不对的,因为他不懂解剖学。

图24在这里不讲了。看最后一个图(图25),这是王清任对整个腹主动脉和腔静脉的一个描述:"此系卫总管即气管,俗名腰管",就是王清任把腹主动脉当成了卫总管,是指的卫气,"此左右两管通两胳膊",这是锁骨下动脉;前面通过心脏以后上去颈内动脉,颈外动脉,这些也都当成是气管了。他是这么来讲这些的。"此十一短管通脊骨",通出去就到肋间了,实际上就是肋间动脉。这个也是不清楚的。卫总管里面分出来一个通向"上一管下一管通气府通精道",通气府就是肠系膜上动脉,然后通到他讲的鸡冠油,就是整个肠系膜上。下一管通精道这个也是讲错了。"此左右两管通两肾",这是指肾动脉。肾通卫总管。下面一个"左右两管通两腿",这是指髂内动

脉。虽然他画得不怎么漂亮,但是王清任大体上还是画出来了,只是解读错了。基本上他画的图就是这些。

后面的文字部分是王清任对图的一些解释,大家可以自己看一下。通过这些图我们就知道王清任错在哪里了。他认为:肺不管呼吸,认为动脉是气管,认为肝胃之间的那个韧带叫总提,认为胰腺和胆道开口的地方叫津门,认为精液是那么走的,尿液是直接从津门渗到膀胱的,这是比较明显的错误。另外一个更严重的错误就是把肠系膜当气府,当元气所在之处。这是他错的地方。

这样我们再读王清任后面的一些方解以及其他一些东西的时候大家就比较容易读懂。这块内容还是挺多的,是王清任四十多年的总结。

下一讲我们讲一下他的"脑髓说"和"气血合脉说",因为这里面讲到了一些瘀血是怎么辨证的,是王清任认识的一个规律性东西。

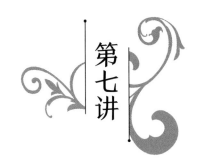

第七讲

我们今天讲一下王清任的"脑髓说""气血合脉说"和"心无血说"这三篇。

脑 髓 说

我们先看"脑髓说",因为在我们有关中医的书里面,很少有专门讲到脑髓的,即便有的地方提到了,对它的作用也没有讲到那么详细。但是脑髓又确确实实存在,所以不得不讲。我们一起看看王清任怎么认识的。

【原文】

灵机记性不在心在脑一段,本不当说,纵然能说,必不能行;欲不说,有许多病,人不知源,思至此,又不得不说。不但医书论病,言灵机发于心,即儒家谈道德,言性理。亦未有不言灵机在心者,因始创之人,不知心在胸中,所办何事。不知咽喉两傍,有气管两根,行至肺管前,归并一根入心,由心左转出,过肺入脊,名曰卫总管,前通气府、精道,后通脊,上通两肩,中通两肾,下通两腿,此管乃存元气与津液之所。气之出入,由心所过,心乃出入气之道路,何能生灵机、贮记性?灵机记性在脑者,因饮食生气血,长肌肉,精汁之清者,化而为髓,由脊骨上行入脑,名曰脑髓。盛脑髓者,名曰髓海,其上之骨,名曰天灵盖。两耳通脑,所听之声归于脑,脑气虚,脑髓小,脑气与耳窍之气不接,故耳虚聋;耳窍通脑之道路中,若有阻滞,故耳实聋。两目即脑汁所生,两目系如线,长于脑,所见之物归于脑。瞳人白色是脑汁下注,名曰脑汁入目。鼻通于脑,所闻香臭归于脑。脑受风热,脑汁从鼻流出,涕浊气臭,名曰脑漏。看小儿初生时,脑未全,囟门软,目不灵动,耳不知听,鼻不知闻,舌不言;至周岁,脑渐生,囟门渐长,耳稍知听,目稍有灵动,鼻微知香臭,舌能言一二字;至三四岁,脑髓渐满,囟门长全,耳能听,目有灵动,鼻知香臭,言语成句。所以小儿无记性者,脑髓未满;高年无记性者,脑髓渐空。李时珍曰:脑为元神之府。金正希曰:人之记性皆在脑中。汪切庵曰:今人每记忆往事,必闭目上瞪而思索之。脑髓中一时无气,不但无灵机,必死一时;一刻无气,必死一刻。

【讲解】

"灵机记性不在心在脑一段,本不当说,纵然能说,必不能行;欲不说,有许多病,人不知源,思至此,又不得不说。"这里面什么意思呢?其实李时珍也讲过,但是王清任强调了,我们一般都说心是管记忆的,比如说这个人记住了没有,都是问有没有记在心里,心灵心不灵,都是在讲心。其实按照西医学来讲,记忆也在脑。但是,是不是中医讲的"心"和现在讲的"脑"之间没有关系或者仅仅就是一个血液循环的关系?我觉得这方面实际上还没有认识够。就像心脏移植以后,有些人的情绪、甚至有些人的思维方式都在变,那么你说这个记性、性格和心到底有没有关系?所以现在还不能定论说心和记忆力没关系,和人的精神没关系。

王清任认为都是在脑。根据现在的研究,也是认为在脑。但是当时王清任要说成在脑实际上是一个颠覆古人认知的事情。所以说"本不当说",就怕惹争议,"纵然能说,必不能行",王清任说当时也不一定按照这个去认识。"欲不说,有许多病,人不知源,思至此,又不得不说",但是不说又有许多病大家都不知道是怎么来的,所以又不得不说。最后王清任本来不太想讲,但是还是讲了。

"不但医书论病,言灵机发于心,即儒家谈道德,言性理。亦未有不言灵机在心者",古代儒家讲的,实际上还有道家谈道德性理,认为都是来源于心。实际上这个性理,什么是"性"?并不是我们现在讲的男性、女性的性,怎么理解?我们在这里展开理解一下这个"性"。

　　"性"的左边是一个"心"字，右边是一个"生"字，"生命"的"生"，我的理解是这样的，人的身体是指的"生"这一块，就是生命的躯体，那么躯体是有灵魂来驾驭的，那么左边就是一个"心"，合起来就叫"性"。人生下来最明显的特点是什么？就是要么是男孩要么是女孩，形成的生命过程之后的内心想法天生就不一样，所以我们习惯就把"性"当成"男性""女性"这两个不同的性别来理解，也没有错。但是更重要的"性"讲的是精神和躯体的统一，这叫"性"。这才是"性"本身含义。如果你仅仅理解成"性别"的性，这个通俗的"性"你根本就想不到古人讲的性具体指的是什么。

　　"不在心在脑"，这个"心"指的是什么？我们一般讲到心的时候，医学上指的是"心脏"的"心"，但是真正到儒家、道家在讲"心"的时候，他讲的"心"更超越一些，你不能把它局限在一个肉团心上，它是一个精神，心灵深处人类最高级的看不见、摸不着又能够支配你一切行为的那个才叫"心"。实际上我们打一个比方，比如一个圆球，那个圆中心就是一个心，比如一个数轴，数轴的零就是一个心，总而言之它的最中间就是一个心。实际上在人体内从生理上来讲我们全身跟心脏是相关联的，我们把心脏叫成了心，这个没有问题。但是我们的大脑呢？大脑也是和全身相关联的，那么大脑是不是又是一个心？这两个心合二为一就是我们中国传统文化里面讲的心。所以，我觉得关键是你怎么去解读这个心。你要非认为这个心就是西医学解剖的心，那就不一样了，那就是一个血液循环器官，顶多它还有一些内分泌功能而已。

　　"因始创之人，不知心在胸中，所办何事。"王清任说古人在讲心的时候，他们不知道心在胸中是干什么的。这实际上也是王清任自己对古人的一种解读。

　　"不知咽喉两傍，有气管两根"，前面我们讲过了王清任画的脏腑图把颈总动脉叫气管，为什么呢？他看到尸体里面颈总动脉是没有血的，所以王清任叫气管，实际上他讲的气管都是动脉。"行至肺管前"，王清任讲的肺管是我们现在的气管，这是呼吸道。气管和肺管"归并一根入心"，因为是左右的颈总动脉在主动脉合在一起，然后进入到心里面，所以王清任讲的两根气管合在一起入心。"由心左转出，过肺入脊"，再从心里面转出来，"名曰卫总管"王清任讲的这个"卫总管"就是升主动脉、胸主动脉、腹主动脉加起来，叫"卫总管"。因为王清任在尸体上没看到血,那肯定是只有气,所以认为是"卫总管","前通气府"。上次咱们讲解剖的时候,讲王清任画的气府是什么?是小肠的肠系膜,王清任认为一吸气,肚子就鼓起来了,是气把肚子给充起来了,然后他就称之为气府,把膈以上叫血府。王清任说通气府,就是说通过肠系膜动脉通到肠系膜。也通"精道,后通脊,上通两肩",通两肩就是锁骨下动脉,通到两肩去了。然后"中通两肾,下通两腿",这就是王清任讲的大体解剖,因为这些他看到的都是白色的管子,所以他都叫成了气管。

"此管乃存元气与津液之所",王清任说这个管里面存元气,其实他没看到元气是什么,只不过认为里面是元气。另外他还说里面还有津液,其实津液王清任也没有看到,他是怎么认为里面有津液呢?一会儿我们看,王清任会有解释。

"气之出入,由心所过,心乃出入气之道路",因为王清任看尸体的时候见到心里面没有血,后面他专门有一篇叫"心无血说"。"出入气之道路,何能生灵机、贮记性?"既然里边是气,怎么能有灵机呢?怎么能贮存记性呢?王清任认为心脏是没有灵性,没有记性的。那么灵机、记性在哪呢?王清任认为"在脑者",为什么得出这个结论呢?"因饮食生气血",王清任说吃的东西变成了气血,长成了肌肉,"精汁之清者,化而为髓",就化成脑髓了,就是我们营养物质里边精髓的那部分变成了脑髓。"由脊骨上行入脑,名曰脑髓。盛脑髓者,名曰髓海",就是脑为髓海。"其上之骨,名曰天灵盖",头上的骨头叫天灵盖。

"两耳通脑",两个耳朵与脑是相通的,"所听之声归于脑,脑气虚,脑髓小,脑气与耳窍之气不接,故耳虚聋",王清任讲的基本上和现在是一致的,就是脑和耳的气不相连接了,它就聋了。"耳窍通脑之道路中,若有阻滞,故耳实聋",一个是脑气虚,脑髓小的虚聋;一个是道路当中有阻滞的实聋。所以王清任把聋分成了两类,一个是因虚致聋的,一个是因阻滞导致的实聋。实际上讲的是耳听力和脑的关系。

下面讲的是"两目即脑汁所生",王清任认为两个眼睛也是脑的汁液产生的,"两目系如线,长于脑,所见之物归于脑。瞳人白色是脑汁下注",这是王清任的解释,其实现在我们都知道根本不是这么回事。"名曰脑汁入目",前面讲的是脑和眼的关系。

下面王清任讲"鼻通于脑,所闻香臭归于脑。脑受风热,脑汁从鼻流出,涕浊气臭",这就是化脓性鼻炎,"名曰脑漏",实际上中医叫鼻渊,也叫脑漏。

"看小儿初生时,脑未全,囟门软,目不灵动,耳不知听,鼻不知闻,舌不言",这是小孩一出生时候的状态。"至周岁,脑渐生,囟门渐长,耳稍知听,目稍有灵动,鼻微知香臭,舌能言一二字;至三四岁,脑髓渐满,囟门长全,耳能听,目有灵动",王清任认为,所有的这些跟脑髓满没满,囟门合上与否都相关联。

"言语成句。所以小儿无记性者,脑髓未满;高年无记性者,脑髓渐空",王清任讲所有这些都跟脑相关,王清任讲的是对的,但他的逻辑是不对的,不能说因为看脑子满不满,囟门闭没闭,和灵机记性的关系,就认为它们就是管这些事的,这从逻辑上来讲还是不严谨的,但是这个判断是对的。"李时珍曰:脑为元神之府",最早提出"脑为元神之府"的是李时珍,"金正希"何许人也没有考证过,说明王清任读的书很多。"人之记性皆在脑中。汪切庵曰:今人每记忆往事,必闭目上瞪而思索之",大家注意这个"记忆往事",我们有的时候把这个记忆侧重在"记"上,我的记忆力差,通常指的是记不住,但实际上记忆力差指是的什么呢?是既记不住也想不起来,这才叫"记",想出来叫"忆",所以我们经常说回忆,没有说回记,记忆差都是在讲脑的功能。

"脑髓中"后面还是在讲和灵机的关系,"脑髓中一时无气",实际上这个无气用我们现在语言来讲就是无血。"一时无气,不但无灵机,必死一时;一刻无气,必死一刻",注意这个不但什么也记不住了,而且什么也不知道了。这是一时的脑缺血,一时是两个小时,如果两个小时脑缺血,那么这两个小时就什么也不知道了,如果是"一刻无气",如果15分钟不供血,那就"必死一刻",是大脑的功能就丧失15分钟,并不是说人死了。这是王清任在强调论证"脑才是灵机所在"。

下面他又通过病症来论述,也顺便讲了气血里面有津液。

【原文】

试看痫症,俗名羊羔风,即是元气一时不能上转入脑髓。抽时正是活人死脑袋。活人者腹中有气,四肢抽搐;死脑袋者,脑髓无气,耳聋、两眼天吊如死。有先喊一声而后抽者,因脑先无气,胸中气不知出入,暴向外出也。正抽时胸中有漉漉之声者,因津液在气管,脑无灵机之气使津液吐咽,津液逗留在气管,故有此声。抽后头疼昏睡者,气虽转入于脑,尚未足也。小儿久病后,元气虚抽风,大人暴得气厥,皆是脑中无气,故病人毫无知识。以此参考,岂不是灵机在脑之证据乎!

【讲解】

"试看痫症,俗名羊羔风,即是元气一时不能上转入脑髓。抽时正是活人死脑袋",意识不清楚了,指元气一时不能上来,王清任的元气按照他的内容来讲就是血上不去,实际癫痫的发作还不是这样。

"活人者腹中有气",这个气还是指血。"四肢抽搐",癫痫的病人发作的时候之所以"活人死脑袋",是因为肚子里边还是有"气",就是有"血"。四肢抽搐,还在动,"死脑袋"指的是什么呢?"脑髓无气",脑袋里没血了,实际上这也是王清任的一个错误判断。"耳聋、两眼天吊如死",这是指脑子里边要供不上血的时候就出现这个,其实脑子供不上血以后,确实出现前面描述的症状,一般缺血的时候会感觉到听力下降,觉得东西都越来越远,确实是耳聋。"两眼天吊",尤其是在缺血的时候,急性失血以后或者是心脏的原因不能供应血的时候,就要抽,"两眼天吊"。比如严重的心脏的问题阿斯综合征,也是这样,其实是大脑缺血。那么癫痫者"有先喊一声而后抽者,因脑先无气",脑子里先是没有气了。"胸中气不知出入,暴向外出也",脑子没有气了,胸中的气也不知道怎么出入,就一下憋出来了,也都是一种解释而已。"正抽时胸中有漉漉之声者,因津液在气管",说痰中辘辘有声,其实本来是王清任讲的"肺管",就是我们现在所说的气管里边的痰,但是王清任误判断成了颈动脉里边的"气管",所以他说"气管"里除了气就是津液。"脑无灵机之气使津液吐咽",脑子管不了了,不能管理吐和咽了,"津液逗留在气管,故有此声",这是王清任一个非常错误的判断。"抽后头疼昏睡者,气虽转入于脑,尚未足也",抽搐以后头痛昏睡,这是一个最常见的症状,严重的癫痫抽完了以后就睡了,安静了,或者醒来也是头昏脑胀。王清任认为是气转入于脑,"尚未足也",但是还不够,实际上是血不够,大脑供血不足。"小儿久病后,元气虚抽风,大人暴得气厥,皆是脑中无气",都是因为脑里边供不上血了,"故病人毫无知识。以此参考,岂不是灵机在脑之证据乎!"这就是王清任讲的这些,都是说心里没有灵机的,灵机全在脑,但是他论证的依据,以及论证的逻辑都是很不严密的。王清任是这么认识就这么写了,他也不是存心要去批评古人,标新立异,在科学探索的道路上要允许犯错误,王清任也不例外。

气血合脉说

【原文】

脉之形,余以实情告后人。若违心装神仙,丧天良评论,必遭天诛。

【讲解】

下面再看王清任的"气血合脉说"。

"脉之形,余以实情告后人",他为什么敢这么讲呢?他觉得都是他亲眼看到的,所以说他把真实的东西都告诉大家。"若违心装神仙,丧天良评论,必遭天诛",我说的全都是实话,如果我是违心的装神弄鬼瞎说的,必要遭天谴的。他的意思就是我说的全是真话。当然真话可以是错话,不一定是正确的话。

【原文】

气府存气,血府存血。卫总管由气府行周身之气,故名卫总管。荣总管由血府行周身之血,故名荣总管。卫总管体厚形粗,长在脊骨之前,与脊骨

相连,散布头面四肢,近筋骨长。即周身气管。荣总管体薄形细,长在卫总管之前,与卫总管相连,散布头面四肢,近皮肉长,即周身血管。气在气府,有出有入,出入者呼吸也。目视耳听,头转身摇,掌握足步,灵机使气之动转也。血自血府入荣总管,由荣总管灌入周身血管,渗于管外,长肌肉也。气管近筋骨生,内藏难见。血管近皮肉长,外露易见。气管行气,气行则动;血管盛血,静而不动。头面四肢按之跳动者,皆是气管,并非血管。如两眉棱骨后凹处,俗名两太阳,是处肉少皮连骨,按之跳动,是通头面之气管。两足大趾次趾之端,是处肉少皮连骨,按之跳动,是通两足之气管。两手腕横纹高骨之上,是处肉少皮连骨,按之跳动,是通两手之气管。其管有粗有细,有直有屈。各人体质不同,胳膊肘下近手腕肉厚,气管外露者短;胳膊肘下近手腕肉薄,气管外露者长。如外感中人,风入气管,其管必粗,按之出肤。寒入气管,管中津液必凝,凝则阻塞其气,按之跳动必慢。火入气管,火气上炙,按之跳动必急。人壮邪气胜,管中气多,按之必实大有力。人弱正气衰,管中气少,按之必虚小无力。久病无生机之人,元气少,仅止上行头面两手,无气下行,故足面按之不动。若两手腕气管上,按之似有似无,或细小如丝,或指下微微乱动,或按之不动,忽然一跳,皆是气将绝之时。此段言人之气管,生平有粗细、曲直之下同,管有短长者,因手腕之肉有薄厚也;按之大小者,虚实也;跳动之急慢者,寒火之分也。

【讲解】

那么我们再看他的有关论述:"气府存气",大家注意他这个气府是指动脉,他认为存的是气,其实不是,这是王清任的错误。"血府存血",这个仍然是一个错误的判断,不符合事实的判断,但是都是他真实所见。"卫总管由气府行周身之气",气府前面咱们说了,就是小肠的肠系膜,实际上这又是一个错误的判断。"故名卫总管",前面他说的卫总管就是动脉系,那么"荣总管"又是什么呢? 说"血府行周身之血,故名荣总管",也就是说这里边走的都是什么呢? 都是血。

但是后面他讲的都是很正确的,他说"卫总管体厚形粗",动脉壁都是比较厚的,动脉粗大,他这个描述还是对的。"长在脊骨之前",紧附在脊梁骨,就是我们的椎体前边。"与脊骨相连,散布头面四肢,近筋骨长。即周身气管",这些讲的是主动脉的走向。"荣总管体薄形细",看到的静脉都比较细,静脉壁比较薄。"长在卫总管之前",因为动脉在后,前面就是大的静脉。"与卫总管相连",他认为动脉和静脉还是相连接的。"散布头面四肢,近皮肉长",这些都是靠外的,"即周身血管",他明确了荣总管就是周身血管。

"气在气府,有出有入,出入者呼吸也",这也是一个错误判断,认为是肚子在管呼吸。"目视耳听,头转身摇,掌握足步",是什么意思?眼睛看,耳朵听,头部旋转,身体摇动,手掌拿东西。"足步"就是用脚走路。"灵机使气之动转也",是我们的意识在作用于气以后产生的这些,实际上他的判断是说灵机影响到血液,然后影响到其他地方。现在我们知道了我们的意识是不能够支配我们的血管的。"血自血府入荣总管,由荣总管灌入周身血管,渗于管外,长肌肉也",这是前面讲他认为的血从血府出来,从胸腔出来,然后通过血管到全身,渗出到血管外,其实他把血府、胸、膈以上当成了沿着静脉往外走的路,这是一个方向性的错误,血液循环不是这么走的。

"气管近筋骨生",王清任的气管就是动脉,挨着筋骨生的,"内藏难见"就是不容易看见,"血管近皮肉长,外露易见",我们能看到的,王清任才认为是血管,是荣总管的分支。"气管行气",注意这还是说动脉里面,他说走的是气,其实是血。"气行则动",他认为这里边有气,所以说气管在动,实际上我们摸到的就是动脉,里面没有气,它也在跳动。但是他说"血管盛血,静而不动",其实只是静脉看不到搏动。"头面四肢按之跳动者,皆是气管",大家知道,所有能够按到跳动的地方都是动脉,不是气管,其实还是血管,王清任说"并非血管",这就是他的错误。"如两眉棱骨后凹处,俗名两太阳,是处","就这个地方,"肉少皮连骨,按之跳动,是通头面之气管",实际上是耳前的动脉,他说的是通头面的气管,实际上都是动脉血管。"两足大趾次趾之端,是处肉少皮连骨,按之跳动,是通两足之气管",这个我不知道他是怎么摸的,说"两足大趾次趾之端"这个地方按着跳动,一般来讲还要往后摸,到跗阳脉,而不是在足大趾和次趾之端,他应该指的是跗阳脉。"按之跳动,是通两足之气管",显然是指足背动脉。"两手腕横纹高骨之上,是处肉少皮连骨,按之跳动,是通两手之气管",实际还是动脉。"其管有粗有细,有直有曲。各人体质不同,胳膊肘下近手腕肉厚,气管外露者短",也就是寸脉才露出这么一节;"胳膊肘下近手腕肉薄,气管外露者长",他指这个地方肉少的人,也就是说瘦的人露出来的长,所以这里也能摸到动脉,如果这个人比较胖,搏动就露出来的短。王清任说的应该是这个,这点上估计他不会描述错,可能是文字表达有问题,或许是传抄的问题。

"如外感中人,风入气管",说外风直接进了气管了,他就想象那个风能进去,"其管必粗",风进了血管就变粗了。"按之出肤",这就是说受凉了见浮脉,王清任认为依据在这里,实际上我们感染的时候肌体抵抗力都是增强的,心搏也都是加快加强的,体温是增高的,脉是浮脉。"寒入气管,管中津液必凝,凝则阻塞其气,按之跳动必慢。火入气管,火气上炙,按之跳动必急"是讲寒邪、火邪侵入人体后的脉象。"人壮邪气胜,管中气多,按之必实大有力。人弱正气衰,管中气少,按之必虚小无力",这是他在讲病机,但这些病机我们只是先理解一下,不要把这个背下来当经文,王清任讲的这个还不能作为经文的。

"久病无生机之人,元气少,仅止上行头面两手,无气下行,故足面按之不动。若两手腕气管上,按之似有似无,或细小如丝,或指下微微乱动,或按之不动,忽然一跳,皆是气将绝之时",实际上就是心率、血压、整个循环功能低下的一个表现,王清任认为是气将绝之时。"此段言人之气管,生平有粗细、曲直之下同,管有短长者,因手腕之肉有薄厚也;按之大小者,虚实也;跳动之急慢者,寒火之分也",虽然王清任讲错了,把那个气管换成动脉,这里讲得都还是对的。

【原文】

前所言,明明是脉,不言脉者,因前人不知人有左气门、右气门、血府、气府、卫总管、荣总管、津门、津管、总提、遮食、珑管、出水道在腹是何体质,有何用处。论脏腑、包络,未定准是何物,论经络、三焦,未定准是何物,并不能指明经络是气管、血管。论脉理,首句便言脉为血府,百骸贯通,言脉是血管,气血在内流动,周而复始。若以流通而论,此处血真能向彼处流,彼处当有空隙之地。有空隙之地则是血虚,无空隙之地,血流归于何处? 古人并不知脉是气管,竟著出许多脉诀,立言虽多,论部位一人一样,并无相同者。古人论脉二十七字,余不肯深说者,非谓古人无容足之地,恐后人对症无谈脉之言。诊脉断死生易,知病难。治病之要诀,在明白气血,无论外感内伤,要知初病伤人何物,不能伤脏腑,不能伤筋骨,不能伤皮肉,所伤者无非气血。气有虚实,实者邪气实,虚者正气虚。正气虚当与半身不遂门四十种气虚之症、小儿抽风门二十种气虚之症互相参考。血有亏瘀,血亏必有亏血之因,或因吐血、衄血,或因溺血、便血,或破伤流血过多,或崩漏、产后伤血过多。若血瘀,有血瘀之症可查,后有五十种血瘀症互相参考。

惟血府之血,瘀而不活,最难分别。后半日发烧,前半夜更甚,后半夜轻,前半日不烧,此是血府血瘀。血瘀之轻者,不分四段,惟日落前后烧两时;再轻者或一时,此内烧兼身热而言。若午后身凉,发烧片刻,乃气虚参芪之症。若天明身不热,发烧止一阵,乃参附之症。不可混含从事。

【讲解】

"前所言,明明是脉,不言脉者,因前人不知人有左气门",这整个就是他的错了,他认为动脉叫气门,"左气门、右气门、血府、气府、卫总管、荣总管、津门、津管、总提、遮食、珑管、出水道,在腹是何体质,有何用处",古人对这个都不知道,"论脏腑、包络,未定准是何物",也不知道是什么,"论经络、三焦,未定准是何物,并不能指明经络是气管、血管",古人没有把这个经络是气管、是血管搞清楚,具体有什么作用也没有弄清楚,这些都是一笔糊涂账。

"论脉理,首句便言脉为血府,百骸贯通,言脉是血管,气血在内流动,周而复始",其实这本来是对的。"若以流通而论,此处血真能向彼处流,彼处当有空隙之地",血往哪流哪就应该是空的。"有空隙之地则是血虚,无空隙之地,血流归于何处?"如果那个地方有空的,那个地方必然是虚的,如果没有空虚,那血液往哪走呢? 这个是王清任极其不严密的逻辑推理。"古人并不知脉是气管",王清任认为脉就是气管,不是血管,所以他要批评古人错误的认识,"竟著出许多脉诀",批评得比较苛刻。"立言虽多,论部位一人一样,并无相同者。古人论脉二十七字,余不肯深说者,非谓古人无容足之地,恐后人对症无谈脉之言。诊脉断死生易,知病难。"通过诊脉,判断生死容易,但想知道什么病就困难了。

"治病之要诀,在明白气血",大家注意他这个"在明白气血",虽然他把动脉里面说成是气,静脉里面说成是血,但是他的目的是正确的,重点是要把病治好,那就一定要把动脉和静脉搞好。实际上就是我们现在的循环系统,如果你能把循环系统保护得很好,这个人一定可以是健康的,所以说从这一点来讲王清任的认识还是很符合实际情况的。我们不说他理论上讲的对错,但认识到这点上来,能让动脉,也就是他认为的气管好好地跳动着,都能顺畅,它的荣总管血脉能够是通畅的,人就会很少有病,这一点结论上是没有问题的。

"无论外感内伤,要知初病伤人何物,不能伤脏腑,不能伤筋骨,不能伤皮肉,所伤者无非气血",刚得病的时候所伤的无非是动脉和静脉而已。"气有虚实,实者邪气实,虚者正气虚。正气虚当与半身不遂门四十种气虚之症、小儿抽风门二十种气虚之症互相参考。"王清任在讲,气虚有多少种表现,除了"半身不遂门"里讲了四十种气虚,在小儿抽风门里边还讲了二十种气虚,这要相互参考,合起来就是王清任讲的气虚的表现。

"血有亏瘀",就是虚和瘀,"血亏必有亏血之因,或因吐血、衄血,或因溺血、便血,或破伤流血过多,或崩漏、产后伤血过多",这都是导致血亏的原因。"若血瘀,有血瘀之症可查,后有五十种血瘀症互相参考。"后面我们再讲王清任说的五十种血瘀证都是哪些,其实前面在讲每一个方子的时候,基本上已经讲到了。

"惟血府之血,瘀而不活,最难分别",他怎么来判断是血府瘀血呢?他说"后半日",注意后半日指的是下午,"发烧"指体温升高,"前半夜更甚,后半夜轻,前半日不烧",前半天上午不发烧,"此是血府血瘀",我们记住王清任的结论就行了,不要去说他的道理是对还是错,只要见到下午烧,晚上厉害,后半夜轻了,上午又没事,这就是血府血瘀,按照他讲的方子去治疗,效果就好。这就是用"血府逐瘀汤"的症,记住这个结论就可以了,不去管他这个根据什么,他就这么认为的,就是用这个方子,可以治这个病,掌握了这个就掌握了王清任这里边最实在、最实惠的东西。

"血瘀之轻者,不分四段",不是分成这四个来说了,"惟日落前后烧两时",在当晚前后,太阳落山之前一时和太阳落山后一时,一时是 2 小时,所以"两时"就是 4 小时。"再轻者或一时",也就是要烧 2 小时,2~4 小时。"此内烧兼身热而言",注意"内烧兼身热"是什么意思? 就是内里面觉得热,外面一摸也热,这就是"内烧兼身热"。"若午后身凉,发烧片刻",大家注意这就是区分是不是血府血瘀,该用什么方子的问题。如过下午身上是凉的,发烧就一会儿,"乃气虚参芪之症"。就是见到这种情况,别用血府逐瘀了,该用参芪来补了,是气虚了。"若天明身不热,发烧止一阵",也跟片刻一样,"乃参附之症",他指的是天亮的时候早上身不热,或者就烧一阵儿,其他时间都不烧,那这也不是血瘀是阳虚,所以用参附,"不可混含从事。"不管他前面理讲得错和对,这段话记住是很受用的,毕竟是王清任临床经验的一个高度概括,而且讲的也是对的。

心 无 血 说

【原文】

余友薛文煌,字朗斋,通州人,素知医。道光十年二月,因赴山东,来舍辞行。闲谈言及古人论生血之源,有言心生血、脾统血者;有言脾生血,心统血者,不知宗谁。余言皆不可宗。血是精汁入血府所化,心乃是出入气之道路,其中无血。朗斋曰:吾兄所言不实,诸物心皆有血,何独人心无血? 余曰:弟指何物心有血? 曰:古方有遂心丹治癫狂,用甘遂末。以猪心血和为丸,岂不是猪心有血之凭据? 余曰:此古人之错,非心内之血,因刀刺破其心,腔子内血流入于心。看不刺破之心,内并无血,余见多多。试看杀羊者,割其颈项,不刺心,心内亦无血。又曰:不刺心,何死之速? 余曰:满腔血从刀口流,所以先流者速,继而周身血退还腔子,所以后流者迟。血尽气散,故死之速。如人斗殴破伤，流血过多，气散血亡，渐至抽风，古人立名曰破伤风，用散风药治死受伤者，凶手拟抵，治一个即是死两个。若明白气散血亡之义，即用黄芪半斤、党参四两，大补其气，救一人岂不是救两人。朗斋点首而别。

【讲解】

下面再讲最后一个"心无血说"，这也是王清任一个很著名的错误判断。

他是从这里引出来的。"余友薛文煌"，他是王清任的一个朋友，"字朗斋，通州人，素知医"，平日知道一些医学的东西。"道光十年二月，因赴山东，来舍辞行"，来跟他告别。"闲谈言及古人论生血之源，有言心生血、脾统血者；有言脾生血，心统血者，不知宗谁"，不知道该听谁的。王清任说："皆不可宗"，哪个讲得都不对。

"血是精汁入血府所化，心乃是出入气之道路"，他说心里边就是气，没有血。"其中无血。朗斋曰：吾兄所言不实"，他的朋友说"老兄你说的不符合实际情况"，"诸物心皆有血，何独人心无血？"就反问王清任。"余曰：弟指何物心有血？"朗斋说："古方有遂心丹治癫狂，用甘遂末。以猪心血和为丸，岂不是猪心有血之凭据？"你想那个时候人们学医，会为了心到底有没有血而争论，想想那个时候中医真是不容易，所以有关形态学方面，古代中医确实是不行，我们必须吸收现代医学的东西，现代的医学解剖还是非常好的。

"余曰：此古人之错，非心内之血，因刀刺破其心，腔子内血流入于心"，王清任说血府里的血流到心里面去了，和现在完全反了，因为他见到的都是死尸。"看不刺破之心"，人家讲得也很有依据，"内并无血"，你看看杀猪的，他要是没把心刺破，你拿出那个心看看里面是没血的，事实也真是没血，因为他看到的都是死的，血都流到静脉里面去了。所以说基于死的东西来判断正常生理活动是非常容易犯错误的。包括解剖学，解剖学全是死的，根据死的东西做判断有时候是不能够做出正确结论的。王清任讲的看起来也是非常有道理的。因为刺破了才有血,没刺破里面没有血。"余见多多",他肯定是见了很多这种情况,见得多了。"试看杀羊者,割其颈项,不刺心,心内亦无血",他说杀羊的,杀完了以后羊的心脏也没血。"又曰:不刺心,何死之速?"这是他的朋友讲的。"余曰:满腔血从刀口流,所以先流者速",就是胸腔里面的血多,如果刀子刺破了,一开始当然流得快了。"继而周身血退还腔子",胸腔的血一边放,全身其他部位的血一边往胸腔回,就是"退还腔子"的意思,是指到胸腔。"所以后流者迟",之后流得就慢了。原来流得快是因为都在胸腔里面。"血尽气散,故死之速。如人斗殴破伤,流血过多,气散血亡,渐至抽风",他看到了,王清任观察得很仔细,说流血过多以后出现什么?"渐至抽风"。见过杀猪的就知道,杀完了猪还在抽,所以说"渐至抽风"。"古人立名曰破伤风",当然我觉得这个和破伤风联系不上。"用散风药治死受伤者,凶手拟抵,治一个即是死两个",古人见到斗殴打破流血过多死了,然后看到抽风,就用散风药,这样治疗肯定救不活,这个救不活,那打死他的人也活不了,也就是说"治一个,死两个"。王清任说的治一个死两个,是因为你的水平不行。"若明白气散血亡之义,即用黄芪半斤、党参四两,大补其气,救一人岂不是救两人。朗斋点首而别。"但是如果遇到这种大量出血出现抽风怎么治疗呢?用大量黄芪、党参,大补气血,人就救活了,把这个人救活了,那么打他的人也不用抵命了。所以他说"岂不是救两人"。

王清任前边讲的"心无血"论断是错的,但是如果是因为出血过多出现了抽搐,记着用黄芪、党参这些药还是可靠的。所以我们在学习王清任的东西的时候,也不要因为他有错,我们就把所有的东西都扔掉,那样就不明智了。

原来"半身不遂"我是不想讲的,但是我觉得还是要讲一讲好,看看王清任他是怎么认识的?还有"论小儿抽风不是风""辨方效经错之源,论血化为汗之误",这个都可以学,我觉得以后几讲都可以讲讲。那么最后一讲,再讲"论痘非痘毒"。痘疮、也就是天花,虽然现在没有天花病了,但是我觉得了解一下也挺好。

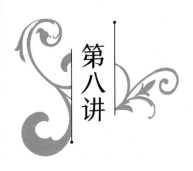

半身不遂论叙

【原文】

医家立言著书，心存济世者，乃良善之心也，必须亲治其症，屡验方法，万无一失，方可传与后人。若一症不明，留与后人再补，断不可徒取虚名，恃才立论，病未经见，揣度立方，倘病不知源，方不对症，是以活人之心，遗作杀人之事，可不畏欤？如伤寒、瘟疫、杂症、妇科，古人各有所长，对症用方，多半应手取效，其中稍有偏见，不过白玉微瑕，惟半身不遂一症，古之著书者虽有四百余家，于半身不遂立论者，仅止数人，数人中，并无一人说明病之本源，病不知源，立方安得无错？余少时遇此症，始遵《灵枢》《素问》、仲景之论，治之无功；继遵河间、东垣、丹溪之论，投药罔效。辗转踌躇，几至束手。伏思张仲景论《伤寒》，吴又可著《瘟疫》，皆独出心裁，并未引古经一语。余空有活人之心，而无济世之手。凡遇是症，必细心研究，审气血之荣枯，辨经络之通滞，四十年来颇有所得，欲公之天下以济后人，奈不敢以管见之学，驳前人之论，另立方法，自取其罪。友人曰：真胸有确见，屡验良方，补前人之缺，救后人之难，不但有功于后世，正是前代之勋臣，又何罪之有？余闻斯议，不揣鄙陋，将男妇小儿半身不遂、瘫腿痿症、抽搐筋挛得病之源、外现之症、屡验良方、难治易治之形状及前人所论脉理、脏腑、经络之错误，一一绘图申明其说，详述前后，以俟高明再加补助，于医道岂无小补云尔。

【讲解】

这是王清任考证过的，"于半身不遂立论者,仅止数人",古代医家有医学著作的有四百多个,但是讲半身不遂的也只有几个人,说明半身不遂这个病在认识上确实还是一直存在困难的,那么"数人中,并无一人说明病之本源",这几个人里面也没有一个人能说明白半身不遂这个病是怎么来的,是怎么得的。"病不知源,立方安得无错",你都不知道病是怎么来的,处方怎么会不出错误呢?

"余少时遇此症,始遵《灵枢》《素问》,仲景之论,治之无功",他就用这里面的东西来治疗,说是治疗没效,之后就又"遵河间、东垣、丹溪之论,投药罔效",还是没效,然后说"辗转踌躇,几至束手",不知道该怎么办了,不知道这种病该怎么治疗了,"伏思张仲景论《伤寒》,吴又可著《瘟疫》,皆独出心裁",他就看这些名著,都是独出心裁,古书上并没有,所以说"并未引古经一语",我们现在很多人写文章,都是引用《黄帝内经》《伤寒论》,吴又可的《瘟疫论》等就从来没有引用古人的一句话。

"余空有活人之心,而无济世之手",王清任觉得自己空有活人之心,而没有活人的方法。"凡遇是症,必细心研究,审气血之荣枯,辨经络之通滞,四十年来颇有所得",大家知道这个"颇"有什么意思吗? 颇指的是多还是少? 实际上是少,这个"颇"实际上就是稍微有所得,这也是一种谦虚。单纯一个中风,你也不能说所得太多,也只是颇有所得。"欲公之天下以济后人",也愿意公开,因为王清任这些方子验证了40年,这个东西是可靠的,所以他要公之于天下,要救济后人。"奈不敢以管见之学,驳前人之论",尽管是这样,也不敢用自己的这些颇有所得之学、管见之学驳斥前人的理论,所以王清任也不说前人对或者不对,反正他用自己的方法就灵,"另立方法",于是就创立了自己的方法,"自取其罪",如果是错了,大家就怪罪我,我不是用古人的,所以也不要去怪罪古人,是很有担当的一个医家。

"友人曰",他的朋友说,"真胸有确见,屡验良方,补前人之缺,救后人之难,不但有功于后世,正是前代之勋臣",就是说王清任写的东西是胸中有正确的见解,而且屡用屡验,补充了前人所缺,也能够救后世之难,不仅是对后世是有功的,也是前代人的勋臣,王清任也叫王勋臣。"又何罪之有?"这又有什么罪呢,谁还去认为你不对呢?

"余闻斯议,不揣鄙陋,将男妇小儿半身不遂、瘫腿痿症、抽搐筋挛得病之源、外现之症、屡验良方、难治易治之形状及前人所论脉理、脏腑、经络之错误,一一绘图申明其说",这个图就是王清任绘制的图,咱们前面已经讲过,"详述前后,以俟高明再加补助",也就是说我不知道我就说我不知道,我知道的,我就写出来,不知道的,别人再去补。"于医道岂无小补云尔",对医道来讲,总还是有所增砖添瓦的。下面我们看一下他对半身不遂的认识。

半身不遂论

【原文】

半身不遂,病本一体,诸家立论,竟不相同。始而《灵枢》经曰:虚邪偏客于身半,其入深者,内居荣卫,荣卫衰则真气去,邪气独留,发为偏枯。偏枯者半身不遂也。《素问》曰:风中五脏六腑之俞,所中则为偏风。张仲景曰:夫风之为病,当令人半身不遂。三书立论,本源皆专主于风。至刘河间出世,见古人方论无功,另出手眼,云:中风者非肝木之风内动,亦非外中于风,良由将息失宜,内火暴甚,水枯莫制,心神昏昧,卒倒无所知。其论专主于火。李东垣见河间方论矛盾,又另立论曰:中风者,气虚而风邪中之,病在四旬以后,壮盛稀有,肥白气虚者间亦有之。论中有中腑、中脏、中血脉、中经络之分,立法以本气虚外受风邪是其本也。朱丹溪见东垣方症不符,又分途立论,言西北气寒,有中风,东南气湿,非真中风,皆因气血先虚,湿生痰,痰生热,热生风也。其论专主于痰,湿痰是其本也。王安道见丹溪论中,有东南气湿非真中风一句,便云《灵枢》《素问》,仲景所言是真中风,河间、东垣、丹溪所言是类中风。虞天民言:王安道分真中风、类中风之说,亦未全是,四方病此者,尽因气湿痰火挟风而作,何尝见有真中、类中之分?独张景岳有高人之见,论半身不遂大体属气虚,易中风之名,著非风之论,惟引用《内经》厥逆,并辨论寒热、血虚及十二经之见症,与症不符,其方不效者,可惜先生于此症阅历无多。其余名家所论病因,皆是因风、因火、因气、因痰之论。所立之方,俱系散风、清火、顺气、化痰之方。有云气血虚弱而中风邪者,于散风清火方中,加以补气养血之药;有云阴虚亏损而中风邪者,于滋阴补肾药内,佐以顺气化痰之品。或补多而攻少,或补少而攻多,自谓攻补兼施,于心有得。今人遵用,仍然无效,又不敢议论古人之非,不曰古方不合今病,便云古今元气不同。既云方不合病,元气不同,何得伤寒病、麻黄、承气、陷胸、柴胡,应手取效?何得中风门,愈风、导痰、秦艽、三化,屡用无功?总不思古人立方之本,效与不效,原有两途。其方效者,必是亲治其症,屡验之方;其不效者,多半病由议论,方从揣度。以议论揣度定论立方,如何能明病之本源;因何半身不遂,口眼歪斜;因何语言謇涩,口角流涎;因何大便干燥,小便频数,毫无定见,古今混淆。以一亏损五成元气之病,反用攻发克消之方,安得不错?溯本穷源,非错于医,乃错自著书者之手。嗟呼!此何等事,而竟以意度,想当然乎哉!

【讲解】

那么现在我们看他对"半身不遂"的认识:"半身不遂,病本一体,诸家立论,竟不相同",大家在半身不遂的认识上分歧非常大。"始而《灵枢》曰:虚邪偏客于身半,其入深者,内居荣卫,荣卫衰则真气去,邪气独留,发为偏枯",王清任引用这一段,实际上他是在批评古人在这方面讲得不正确,但是以后我专门要讲,其实这一段讲的是正确的。以后我在讲《黄帝内经》的时候,我会讲到这些,这是正确的。"偏枯者半身不遂也",在古代,《黄帝内经》里用偏枯,就像树的一侧枝枝杈杈都枯萎了一样,不能动了,他认为这就是"半身不遂"。那么《素问》"风中五脏六腑之俞,所中则为偏风",也是指偏枯。

"张仲景曰:夫风之为病,当令人半身不遂。三书立论,本源皆专主于风",也就是说半身不遂都是受风导致的,是受了风邪了。

"至刘河间出世",这就是中医的又一个时期了,金元时期。"见古人方论无功",就是按古人方法治不好病,"另出手眼",另立新论,"云:中风者非肝木之风内动",他说不是肝木之风内动,"亦非外中于风",也不是外邪,"良由将息失宜",注意将息这个词,在我们中医中,最早见于《伤寒论》,这个词很多人都理解成生活的调理、养护,叫将息。其实这是在《伤寒论》桂枝汤里讲的,关于"将息"这个词我专门写过论文,在中医杂志上发表过,这个"息"是什么呢? 实际上就是"止"的意思,息就是止的意思,另外"将"是什么呢? 将是"始"的意思,刚刚开始的意思。所以在葛根汤里面讲的"如桂枝汤法将息",也就是你按照桂枝汤用法去用,那桂枝汤的用法是什么呢? 一开始怎么用,然后要用热稀粥,汗出后就停药,中病即止,实际上指的是这个。很多地方把这个"将息"错误地理解成调息,理解成我们正常生活的养护。"内火暴甚",刘河间说这是内火暴甚,"水枯莫制,心神昏昧,卒倒无所知",刘河间在论中风半身不遂的时候,他就从火论治。刘河间之前是从风,现在又提出来"内火",从火论治,"其论专主于火"。

到金元四大家李东垣又提出来,"见河间方论矛盾,又另立论曰:中风者,气虚而风邪中之",他说你本身就有气虚,又受了风邪,我们看他的论据,"病在四旬以后",就是 40 岁以后,"壮盛稀有",40 岁之前的壮年人很少有半身不遂,"肥白气虚者间亦有之",偶尔会出现中风,在壮盛人中有肥胖气虚的,可能发病就早一点。"论中有中腑、中脏、中血脉、中经络之分,立法以本气虚外受风邪是其本也",这是李东垣的认识。

"朱丹溪见东垣方症不符,又分途立论,言西北气寒,有中风,东南气湿,非真中风",朱丹溪又提出来一个真中风和非真中风的理论。"皆因气血先虚,湿生痰,痰生热,热生风也。其论专主于痰,湿痰是其本也",朱丹溪又说这是痰导致的,"湿痰是其本也",朱丹溪从痰论治。我们可以看到有关中风一直治不好,确实是没有议论到点子上。

再往后看王安道怎么说,"王安道见丹溪论中,有东南气湿非真中风一句,便云《灵枢》《素问》、仲景所言是真中风,河间、东垣、丹溪所言是类中风"，类中风就是在这个时候提出来的。

另一个医家"虞天民言：王安道分真中风、类中风之说，亦未全是，四方病此者，尽因气湿痰火挟风而作，何尝见有真中、类中之分？"又有的医家认为实际上分不出来。

"独张景岳有高人之见，论半身不遂大体属气虚，易中风之名，著非风之论"，王清任把张景岳推成是高人，张景岳确实是高人，在中医学基础里面很多都是引用张景岳《景岳全书》里面的内容。张景岳提出半身不遂是气虚导致的，"中风非风"，王清任跟张景岳的认识是一致的。"惟引用《内经》厥逆，并辨论寒热、血虚及十二经之见症，与症不符"，里面讲的好多理还是不相符，"其方不效者。可惜先生于此症阅历无多"，张景岳之前是一个从军当兵的，后来做医生，也可能是军医，不过查无考证。张景岳曾经有从军的经历，然后一直在研究中医，很有成绩，也讲到了为什么中风是气虚，但他的方子又不怎么有效，原因是什么呢？王清任说了，"于此症阅历无多"，他没有遇到几个这种病，治疗的这类疾病不多，也就是说他的理论讲得对，但是他的方子还不行。

"其余名家所论病因，皆是因风、因火、因气、因痰之论"，我们现在内科教材都是这么写的：病因有风、火、痰、虚、瘀。"所立之方，俱系散风、清火、顺气、化痰之方。有云气血虚弱而中风邪者，于散风清火方中，加以补气养血之药；有云阴虚亏损而中风邪者，于滋阴补肾药内，佐以顺气化痰之品。或补多而攻少，或补少而攻多，自谓攻补兼施，于心有得。今人遵用，仍然无效，又不敢议论古人之非，不曰古方不合今病，便云古今元气不同"，有的人就说古方今病不相能，或者就是连这个都不敢说，就说古今元气不同，实际上也没有多少人这么说，这是王清任自己在这里提的。

"既云方不合病，元气不同，何得伤寒病，麻黄、承气、陷胸、柴胡，应手取效？"如果说"古方不合今病，便云古今元气不同"，那为什么得了伤寒，用麻黄汤、承气汤、陷胸汤、柴胡汤，可以应手取效？那么古代和现代还是一样的，所以用这些方子还是有效。"何得中风门，愈风、导痰、秦艽、三化，屡用无功？总不思古人立方之本，效与不效，原有两途。其方效者，必是亲治其症"，一定是他亲自治疗这个病之后有效的"屡验之方"，"其不效者，多半病

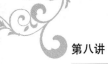

由议论",那些没有效的,大多数是在纸上谈兵,空想出来的。"方从揣度",都是自己想象出来的。"效与不效,原有两途",就是这样,从实践中来的,你再去验证一定有效,空头理论推出来的,去验证就往往没效,这是他讲出来的有效、没效的原因。

"以议论揣度定论立方,如何能明病之本源?"你光想象怎么能知道病到底是什么呢?"因何半身不遂,口眼歪斜;因何语言謇涩,口角流涎;因何大便干燥,小便频数,毫无定见,古今混淆",对这些症状的说法都没有认识到病本,"以一亏损五成元气之病",亏损五成元气,注意,他讲的元气实际上指的是动脉血,因为他指的动脉系统里面走的是元气,"反用攻发克消之方,安得不错?"元气亏损的病你还老用泻药,攻药,怎么能不犯错呢?"溯本穷源,非错于医,乃错自著书者之手",写书的人这样写出来,后面的人就是这么学的,这就是写书人的错!不是后代这些医生的错。"嗟呼!此何等事,而竟以意度,想当然乎哉",你写的这些东西怎么可以都是想当然的呢!

半身不遂辨

【原文】

或曰:半身不遂,古人风火湿痰之论,诸家层次议驳,有证据可凭乎?余曰:即以仲景《伤寒论》中风篇云,中风则令人头痛身痛,发热恶寒,干呕自汗。《金匮要略》论伤风,则令人鼻塞喷嚏、咳嗽声重、鼻流清涕。中风本门又云,夫风之为病,当令人半身不遂。今请问何等风,何等中法,令人头痛身痛、发热恶寒、干呕自汗?何等风,何等中法,则令人鼻塞喷嚏、咳嗽声重、鼻流清涕?何等风,何等中法,则令人半身不遂?半身不遂若果是风,风之中人,必由皮肤入经络,亦必有由表入里之证可查。常治此症,初得时,并无发热恶寒、头痛身痛、目痛鼻干、寒热往来之表症。既无表症,则知半身不遂非风邪所中。再者,众人风火湿痰之论,立说更为含混。如果是风火湿痰,无论由外中,由内发,必归经络,经络所藏者无非气血,气血若为风火湿痰阻

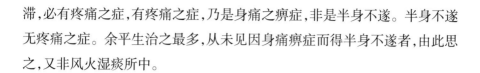

滞,必有疼痛之症,有疼痛之症,乃是身痛之痹症,非是半身不遂。半身不遂无疼痛之症。余平生治之最多,从未见因身痛痹症而得半身不遂者,由此思之,又非风火湿痰所中。

【讲解】

那么下面我们来看具体王清任是怎么认识病机的。

"或曰:半身不遂,古人风火湿痰之论,诸家层次议驳,有证据可凭乎?余曰:即以仲景《伤寒论》中风篇云,中风则令人头痛身痛,发热恶寒,干呕自汗",他这是拿着张仲景的原著说的,中风后会出现头疼、身痛、发热、恶寒、干呕、自汗,那么"《金匮要略》论伤风,则令人鼻塞喷嚏、咳嗽声重、鼻流清涕。中风本门又云,夫风之为病,当令人半身不遂。今请问何等风,何等中法,令人头痛身痛、发热恶寒、干呕自汗? 何等风,何等中法,则令人鼻塞喷嚏、咳嗽声重、鼻流清涕? 何等风,何等中法,则令人半身不遂?"他说同样是中风,临床症状怎么就表现出这么大的差异呢? 这就是王清任对张仲景论述的一个质疑。

"半身不遂若果是风,风之中人,必由皮肤入经络,亦必有由表入里之证可查",王清任分析如果是受风,一定是从表入里的。"常治此症,初得时,并无发热恶寒",也就是没有表证。"头痛身痛、目痛鼻干、寒热往来之表症。既无表症,则知半身不遂非风邪所中",他认为并不是风邪导致的,因为没有风邪导致的表证,也没有由浅入深的这些症状。"再者,众人风火湿痰之论,立说更为含混。如果是风火湿痰,无论由外中,由内发,必归经络,经络所藏者无非气血,气血若为风火湿痰阻滞,必有疼痛之症",王清任认为如果有经络阻滞了,那么一定有疼痛,其实这个也不一定。"有疼痛之症,乃是身痛之痹症",我们内科在分辨痹证和痿证的时候,是看有没有疼痛来分的。"非是半身不遂。半身不遂无疼痛之症",半身不遂是不疼的。"余平生治之最多,从未见因身痛痹症而得半身不遂者,由此思之,又非风火湿痰所中",所以王清任认为,既不是风火痰湿,也不是中风。那么是什么呢?

半身不遂本源

【原文】

或曰：君言半身不遂，亏损元气是其本源，何以亏至五成方病？愿闻其说。余曰：夫元气藏于气管之内，分布周身，左右各得其半。人行坐动转，全仗元气。若元气足则有力，元气衰则无力，元气绝则死矣。若十分元气，亏二成剩八成，每半身仍有四成，则无病；若亏五成剩五成，每半身只剩二成半，此时虽未病半身不遂，已有气亏之症，因不痛不痒，人自不觉。若元气一亏，经络自然空虚，有空虚之隙，难免其气向一边归并。如右半身二成半，归并于左，则右半身无气；左半身二成半，归并于右，则左半身无气。无气则不能动，不能动，名曰半身不遂。不遂者，不遂人用也。如睡时气之归并，人不能知觉，不过是醒则不能翻身；惟睡醒时气之归并，自觉受病之半身，向不病之半身流动，比水流波浪之声尤甚；坐时归并，身必歪倒；行走时归并，半身无气，所以跌仆。人便云因跌仆得半身不遂，殊不知非因跌仆得半身不遂，实因气亏得半身不遂，以致跌仆。

【讲解】

接下来就是讲半身不遂的本源，"或曰：君言半身不遂，亏损元气是其本源"，说半身不遂，亏损元气是本源，"何以亏至五成方病？愿闻其说"，为什么元气亏损了一半才出现半身不遂。王清任就回答说"夫元气藏于气管之内"，注意这个"气管"还是讲的动脉，王清任误认为的是"气管"，实际上是动脉。"分布周身，左右各得其半"，血一边一半，当然他说的是这个"气"，实际上他指的是动脉。

"人行坐动转，全仗元气。若元气足则有力，元气衰则无力，元气绝则死矣。若十分元气，亏二成剩八成，每半身仍有四成，则无病；若亏五成剩五成，每半身只剩二成半，此时虽未病半身不遂，已有气亏之症"，注意他这里的元气所指的也都是动脉,亏两成的时候身体没有感觉,但是亏到五成的时候,你会感觉到肢体无力,症状就出来了。"因不痛不痒,人自不觉",你感觉不到,也没注意。"若元气一亏,经络自然空虚",经络就空虚了,"有空虚之隙,难免其气向一边归并",注意这是王清任的一个理论发明,这也是他的想象,凭空的想象。他说里面如果有一部分空虚了,那难免其他的地方就要向这个地方挪过来,也就是归并过来。"如右半身二成半,归并于左",如果说右半身元气到一边去了,到左边去了,"则右半身无气;左半身二成半,归并于右,则左半身无气",同理则左半身无气。"无气则不能动,不能动,名曰半身不遂",元气没有了他就不能动了,明确地讲是这个原因导致的。是不是这样呢? 从现代临床来讲大家都知道,其实不是,并不是因为一半血没有了的问题。

"不遂者,不遂人用也。如睡时气之归并,人不能知觉",就是你睡着觉,你的气跑一边儿去了,你自己不知道,"不过是醒则不能翻身",但是你醒来发现不能翻身,因为气归并到一边去了。"惟睡醒时气之归并,自觉受病之半身,向不病之半身流动,比水流波浪之声尤甚",如果你醒着出现半身不遂,那你就会有一种一侧向另一侧流动的感觉,这是王清任的一个描述,我们也没有仔细问过病人是不是有这么一个体验;如果是"坐时归并,身必歪倒;行走时归并,半身无气,所以跌仆。人便云因跌仆得半身不遂",所以有的人说是因为摔了一下就得半身不遂了,把摔当成半身不遂的原因。"殊不知非因跌仆得半身不遂,实因气亏得半身不遂,以致跌仆",他就是在讲跌倒和半身不遂之间的因果关系。

他这一段实际上就讲元气不足,亏了百分之五十的时候你就会得半身不遂,这是根据王清任观察到的现象和他的想象得出的结论,当然这是错误的,但是他开出的方子是有效的,要不然我们也不会学习他了。

口眼歪斜辨

【原文】

或曰:半身不遂既然无风,如何口眼歪斜? 余曰:古人立歪斜之名,总是临症不细心审查之故。口眼歪斜并非歪斜,因受病之半脸无气,无气则半脸缩小;一眼无气力,不能圆睁,小眼角下抽;口半边无气力,不能开,嘴角上抽。上下相凑,乍看似歪斜,其实并非左右之歪斜。尝治此症,凡病左半身不遂者,歪斜多半在右;病右半身不遂者,歪斜多半在左。此理令人不解,又无书籍可考。何者人左半身经络上头面,从右行;右半身经络上头面,从左行,有左右交互之义?余亦不敢为定论,以待高明,细心审查再补。

又曰:口眼歪斜尽属半脸无气乎。余曰:前论指兼半身不遂而言,若壮盛人,无半身不遂,忽然口眼歪斜,乃受风邪阻滞经络之症。经络为风邪阻滞,气必不上达,气不上达头面,亦能病口眼歪斜。用通经络散风之剂,一药而愈,又非治半身不遂方之所能为也。

【讲解】

"半身不遂既然无风,如何口眼歪斜? 余曰:古人立歪斜之名,总是临症不细心审查之故。口眼歪斜并非歪斜,因受病之半脸无气,无气则半脸缩小;一眼无气力,不能圆睁,小眼角下抽",小眼角应该就是外眼角;"口半边无气力,不能开,嘴角上抽。上下相凑,乍看似歪斜,其实并非左右之歪斜",实际上是真的有歪斜,王清任这里讲的是不对的。"尝治此症,凡病左半身不遂者,歪斜多半在右",这一段他描述得非常仔细,"病右半身不遂者,歪斜多半在左。此理令人不解",这就体现出王清任的治学精神,不知道这是怎么回事,"又无书籍可考",书上也没有讲。"何者人左半身经络上头面,从右行;右半身经络上头面,从左行,有左右交互之义?"他提出了质疑,神经解剖恰恰是这样的,神经是左边到右边,右边到左边,王清任的猜测是正确的,"余亦不敢为定论,以待高明,细心审查再补",所以说王清任的治学精神是非常值得我们佩服的,不确定的他自己也没有说死。"又曰:口眼歪斜尽属半脸无气乎。余曰:前论指兼半身不遂而言",他说的是前面的这些口眼歪斜都是半身不遂的人。但是"若壮盛人,无半身不遂,忽然口眼歪斜",仅仅只有口眼歪斜,他不认为是元气不足,"乃受风邪阻滞经络之症。经络为风邪阻滞,气必不上达,气不上达头面,亦能病口眼歪斜。用通经络散风之剂,一药而愈,又非治半身不遂方之所能为也。"什么意思呢? 你用古人那些通经络、散风邪的药物治疗单纯的口眼歪斜,就是治疗面神经麻痹,那是肯定有效的。但是你如果是要用治疗半身不遂的药,比如说补阳还五汤,对于单纯的口眼歪斜那是不可以的,"非治半身不遂方之所能为也",不能都用补阳还五汤治疗口眼歪斜,这就是他的意思。

辨口角流涎非痰饮

【原文】

或曰:口角流涎非痰饮乎? 余曰:尝治此症,见所流尽是清水,并非稠痰,明明气虚不固津液。不明此理,试看小儿气不足时,流涎者十有八九;高年人气衰时,流涎者十有二三,再以他症互相参看,流涎者属气虚无疑。

【讲解】

我们很多人就看这些表现来推测病机,流涎多就是痰饮? 那王清任怎么说呢? "口角所流非痰饮乎? 余曰:尝治此症,见所流尽是清水,并非稠痰,明明气虚不固津液",其实这是气虚不固津液,而不是痰。"不明此理,试看小儿气不足时,流涎者十有八九",因为小孩大多数都流口水,那是因为他气不足,还小;"高年人气衰时,流涎者十有二三,再以他症互相参看,流涎者属气虚无疑",流涎也不需用化痰的、摄涎的药,补气就够了,所以他一直强调是气虚。

辨大便干燥非风火

【原文】

或曰:患半身不遂兼大便干燥,古人名曰风燥,言其病有风、有火,有是理乎？余曰：若是风火，用散风清火润燥攻下药，大便一行，风散火清，自当不燥。尝见治此症者，误用下药，下后干燥更甚，总不思平素出大恭时，并非大恭顺谷道自流，仍用气力催大恭下行。既得半身不遂之后，无气力使手足动，无气力使舌言，如何有气力到下部催大恭下行。以此推之，非风火也，乃无气力催大恭下行，大恭在大肠日久不行，自干燥也。

【讲解】

那么再看便秘，中风病人便秘的很多，他们用的三化汤，就是泻火通便的，治疗中风，实际上依然是治标不治本，王清任对这个有比较深刻的认识。他说"或曰：患半身不遂兼大便干燥，古人名曰风燥，言其病有风、有火，有是理乎？余曰：若是风火，用散风清火润燥攻下药，大便一行，风散火清，自当不燥"，如果用攻下药，就应当起到这种效果。"尝见治此症者，误用下药，下后干燥更甚"，用一次泻药，大便干得更厉害，看上去是风散火清，事实上病又没好。"总不思平素出大恭时"，"大恭"是大便的另一个说法，"并非大恭顺谷道自流"，不是大便自己流出来的，"仍用气力催大恭下行"，仍然是要用气力的，"既得半身不遂之后，无气力使手足动，无气力使舌言，如何有气力到下部催大恭下行。以此推之，非风火也，乃无气力催大恭下行，大恭在大肠日久不行，自干燥也"，就是说因为半身不遂后没有力气往下推它，时间长了就干燥了，他还是在强调，中风病人出现大便干燥也是源于气虚。

辨小便频数遗尿不禁

【原文】

或曰：小便频数、遗尿、不禁，有火有虚，有分别乎？余曰：有尿溺时，玉茎内疼痛，尿一点一滴而出，兼之色红，乃是火症。若高年人或虚弱人，尿长而痛，其色清白，乃属气虚。尿孔开张，尿流而不知，名曰遗尿。不禁者，尿欲出，而人禁止不溺，尿仍自出，此专指小便自病而言。若半身不遂兼小便频数、遗尿不禁,绝无玉茎疼痛之苦,此是气虚不固提也。

【讲解】

中风病人还有一个非常常见的症状就是小便频数、遗尿不禁,他怎么认识这个呢? 他认为还是气虚。"或曰:小便频数、遗尿、不禁,有火有虚,有分别乎? 余曰:有溺尿时,玉茎内疼痛",他讲的是男性病人,"尿一点一滴而出,兼之色红,乃是火症",如果排尿的时候尿道疼、一点一点出、尿是色红的,那是火症;"若高年人或虚弱人,尿长而痛,其色清白,乃属气虚",如果见到是这样的,那就是气虚,"尿孔开张,尿流而不知,名曰遗尿",什么叫不禁呢? 就是"尿欲出,而人禁止不溺,尿仍自出,此专指小便自病而言。若半身不遂兼小便频数、遗尿不禁,绝无玉茎疼痛之苦,此是气虚不固提也",这种遗尿、小便频数全都是气虚不能固摄的原因。王清任认为小便频数、排尿不禁仍然是由于气虚。

辨语言謇涩非痰火

【原文】

或曰:说话不真,古名语言謇涩,前人论舌之本有痰有火,此理想来不错。余曰:非痰火也。舌中原有两管,内通脑气,即气管也。以容气之往来,使舌动转能言。今半身无气,已不能动,舌亦半边无气,亦不能全动,故说话不真。试看小儿气不足不能行走时,高年人气衰时,说话俱不真,是其证也。

【讲解】

"或曰:说话不真,古名语言謇涩,前人论舌之本有痰有火,此理想来不错",听了古人讲这个东西,听着感觉是不错的,"余曰:非痰火也。舌中原有两管,内通脑气,即气管也",王清任说不是痰火,气管实际上还是动脉。"以

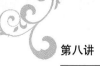

容气之往来,使舌动转能言。今半身无气,已不能动,舌亦半边无气,亦不能全动,故说话不真。试看小儿气不足不能行走时,高年人气衰时,说话俱不真,是其证也。"这句话还是在说明气虚才是真正的原因。

辨口噤咬牙

【原文】

或曰:既无风火,如何口噤咬牙? 余曰:口噤自是口噤,咬牙自是咬牙,古人以口噤、咬牙混成一症,何临症粗心之甚! 口噤是虚,咬牙是实。口噤是牙紧不开,咬牙是叩齿有声,在伤寒、瘟病、杂症、妇科,有虚症口噤者,有实症咬牙者。独半身不遂,有口噤,绝无咬牙;亦有口噤太甚,下牙里收,其声如锉,似咬牙,实非咬牙,亦虚症也。如无半身不遂,又无他症相兼,忽然口噤不开,乃风邪阻滞经络,气不上达之所致,用疏通经络之剂而即愈。

【讲解】

口噤也是中风病人常见的症状,但是口噤与咬牙有什么区别? 王清任讲得非常好,中风病人没有咬牙,只有口噤。"或曰:既无风火,如何口噤咬牙?"这个提问就是把这两个当成一回事了,王清任回答说"口噤自是口噤,咬牙自是咬牙",这两个不是一回事。"古人以口噤、咬牙混成一症",古人把它们混在一起了,"何临症粗心之甚",这个古人看病太不仔细了,怎么把咬牙和口噤当成一回事了呢? "口噤是虚,咬牙是实。口噤是牙紧不开",只是说口张不开,叫口噤,"咬牙是叩齿有声",咬牙是两个牙使劲碰,使劲咬牙,这个是分得非常细的。"在伤寒、瘟疫、杂症、妇科,有虚症口噤者,有实症咬牙者。独半身不遂,有口噤",半身不遂的人,有口噤,就是张不开嘴。"绝无咬牙",有的时候我们给他掰不开嘴并不是因为他咬,而是因为他张不开。"亦有口噤太甚,下牙里收",这仍然是口噤,"其声如锉",这个在临床上是比较少见的,像锉东西一样的。"似咬牙,实非咬牙,亦虚症也",他还认为口噤是虚，"如无半身不遂，又无他症相兼，忽然口噤不开，乃风邪阻滞经络"，他说如果是单纯的一个口张不开，那就是风邪导致的，阻滞经络以后，"气不上达之所致，用疏通经络之剂而即愈"，用疏通经络的药就能好。

王清任把临床常见的中风症状整个都论述了一遍，然后列在这里，最后总结在一点上，就是气虚。所以他的补阳还五汤重用黄芪，来治疗半身不遂，黄芪要用到四两，甚至一天用到八两。王清任临床观察细致到什么程度呢？除了刚才这些以外，他还有"记未病以前之形状"，这个咱们在前面第二讲专门讲过一次，就是中风先兆，他观察得非常细致。

附：问题解答

1. 肾虚病人如果中风能否使用黄芪？老师对肾虚病人补气有何经验？

一般来讲我们补肾不用黄芪，黄芪我们一般认为是补肺气、补脾气，很少用黄芪来补肾气。补肾气有一个方子叫金匮肾气丸，那么具体涉及补肾气的药，比如菟丝子、桑寄生、山萸肉、枸杞子这些既能补肾精，又能够补肾气，没有一个药单独就是补肾气的。即使金匮肾气丸里面也没有一个补气的药，如果说有补肾气的那就是山萸肉和山药，但是山药又是健脾的，脾胃为后天之本，只有脾胃健壮，肾才能健壮，以后天补先天，要这么来治疗。

2. 有的人说生黄芪会因为过于提升而损耗肾气，是这样吗？

这个实际上都是空谈，在临床实际中不是这样的，这些都是没有临床经验而胡思乱想，就像王清任讲空想出来的理论，不是实践得出来的结论。

3. 血压偏高怎么用补阳还五汤？

血压高低和生黄芪的使用是没有必然冲突的，因为生黄芪的药理研究也证明大量黄芪用上去以后，反而使血压降低。我们在临床上也是这样的，发现用上这个药以后病人不但血压没有升高，反而降下来了。

4. 中风后便秘，生黄芪用到多少才能使大便通畅？

仍然按照王清任的用量，生黄芪用四两（120g）。

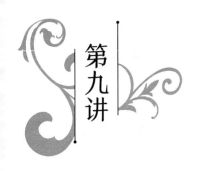

王清任是中医史上具有标志性的一个医家,他的很多观点确实是具有反叛精神的,下面我们将谈一下他的另外一篇文章"论小儿抽风不是风"。在王清任之前甚至到现在为止还一直在说小孩抽风,为什么叫"抽风"呢?一般说抽风是风邪引起的,表现出来像风,所以叫抽风。但王清任就不这么认为。王清任是怎么认识小儿抽风的呢?我们来看看这篇文章。

论小儿抽风不是风

【原文】

夫抽风一症,今人治之不效者,非今人错治,乃古方误人。古人不止论病立方误人,立病名曰抽风,风之一字尤其误人。又因此症多半由伤寒、瘟病或痘疹、吐泻等症病久而抽,则名曰慢惊风。慢惊风三字相连立名,更为可笑,不但文义不通,亦未细察病源。若真是风,风之中人必由皮肤入经络,亦必有由表入里之表症可查。既查无外感之表症,古人何得著书立方总言是风?其所以言风者,因见其病发作之时,项背反张,两目天吊,口噤不开,口流涎沫,咽喉痰声,昏沉不省人事,以为中风无疑。殊不知项背反张,四肢抽搐,手足握固,乃气虚不固肢体也;两目天吊,口噤不开,乃气虚不上升也;口流涎沫,乃气虚不固津液也。咽喉往来痰声,非痰也,乃气虚不归原也。如不明此理,试看高年人久病寿终时,或项强身重,或露睛天吊,或牙紧流涎,或痰声拽锯,或冷汗淋漓,一派气脱之症,明明显露。以抽风之两目天吊、口噤流涎,痰声拽锯互相参看,则抽风之症,气虚无疑。元气既虚,必不能达于血管,血管无气,必停留而瘀。以一气虚血瘀之症,反用散风清火之方,安得不错? 服散风药,无风服之则散气;服清火药,无火服之则血凝,再服攻伐克消之方,气散血亡,岂能望生! 溯本穷源,非死于医,乃死于著书者之手。每见业小儿科阅历多者,绝不误人,因抽风古方不效,见抽风则弃而不治。亦有高手,看小儿现在之症,知将来必抽风,虽无方调治,亦必告知病家,此病恐将来抽风。何以知其将来必抽风? 凡将欲抽风之前,必先见抽风之症,如见顶门下陷,昏睡露睛,口中摇舌,不能啼哭,哭无眼泪,鼻孔煽动,咽喉痰声,头低不抬,口噤无声,四肢冰冷,口吐白沫,胸高如碗,喘急气促,面色青白,汗出如水,不能裹乳,大便绿色,腹内空鸣,下泄上嗽,肌肉跳动,俱是抽风之兆。前二十症不必全见,但见一二症,则知将来必抽。其中有可治者,有不可治者,并所用之方,皆开列于后。若露睛天吊,不食不哭,痰鸣气喘,病虽沉重,乃可治之症;若天庭灰色,肾子上缩,或脉微细,或脉全无,外形虽轻,乃不治之症。

【讲解】

"夫抽风一症,今人治之不效者,非今人错治",现在的医生治病总是没有效,不是现在医生的错,谁的错呢? "乃古方误人",是古人留下来的理论、方子有问题。"古人不止论病立方误人,立病名曰抽风,风之一字尤其误人",古人把"风"和"抽"放在一起,这个"风"字尤其误人。那么具体怎么误人的呢? "又因此症多半由伤寒、瘟病或痘疹、吐泻等症病久而抽",病的时间长了他才抽的,不是一开始就抽,"则名曰慢惊风"。又起了一个名字叫"慢惊风",说"慢惊风三字相连立名,更为可笑",怎么可笑呢? "不但文义不通,亦未细察病源",就是说并没有找到这个病源。

"若真是风,风之中人必由皮肤入经络",如果这个抽风确实是由风邪引起的,那外风肯定是由皮肤入经络。"亦必有由表入里之表症可查",一定有可查的表征,但是,"既查无外感之表症,古人何得著书立方总言是风?"既然没有查到表征,为什么老说这类病是风引起的呢? "其所以言风者,因见其病发作之时,项背反张",因为发病的时候看到角弓反张。"两目天吊,口

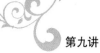

噤不开,口流涎沫,咽喉痰声,昏沉不省人事,以为中风无疑",都把这个当成中风了,所以说小孩出现这些也叫"慢惊风",也叫"风"了。

这后边讲了到底为什么出现这些症状,其实我们在讲"中风"的时候王清任讲过,那么我们等于是再复习一遍。"殊不知项背反张,四肢抽搐,手足握固,乃气虚不固肢体也",他说所有的这些都是因为气虚管不住肢体了才抽风的,这点和现代西医讲的理论很相似。我们做生理实验有的时候要给动物"去大脑僵直",只要去掉了大脑皮层,就是一个"抽"的状态,对不对?当人脑子病了就管不住下边。下边就开始抽了,所以王清任这个认识应该说是非常正确的。

"两目天吊,口噤不开,乃气虚不上升也",还是讲气虚不能够上升导致的,它管不住眼,管不住嘴了。"口流涎沫,乃气虚不固津液也",还是因为气虚,反正王清任认定抽风通通都是气虚。"咽喉往来痰声,非痰也",他也不认为是有痰导致的,"乃气虚不归原也"。"如不明此理",如果说你还不明白这个道理。他又举例证明说:"试看高年人久病寿终时",人快要死的时候。"或项强身重,或露睛天吊",出现翻白眼儿,在病房急诊观察室都可以见到这些重病人,"或牙紧流涎,或痰声拽锯,或冷汗淋漓,一派气脱之症,明明显露",这些症状都表现出来了。"以抽风之两目天吊、口噤流涎,痰声拽锯互相参看,则抽风之症,气虚无疑",也就是说所有的这些表现统统都是气虚导致的。

"元气既虚",注意他这个元气从我们现在的理解来看它指的是动脉血。"必不能达于血管,血管无气",这个血管,它又是指的静脉。"必停留而瘀。以一气虚血瘀之症,反用散风清火之方",这样就错了,所以治不好,因为它的本质是气虚血瘀。所以说用散风清火药就治不好。"安得不错?服散风药,无风服之则散气",这就是不良反应。"服清火药,无火服之则血凝,再服攻伐克消之方,气散血亡,岂能望生",用风药散气,用寒药凝血,用苦寒克伐的药导致气散血亡,还能把他救活、把他治好吗?"溯本穷源,非死于医,乃死于著书者之手",所以说我们写书可不能胡乱写,胡乱写是要误人的。误了后世的医生就会误了后世的病人,甚至导致死亡。如果没有亲身的经历,不能够随便去写的。

　　"每见业小儿科阅历多者",小儿科的大夫。"绝不误人,因抽风古方不效,见抽风则弃而不治",有的医生绝不误人,为什么呢? 我不会治,你找别人去吧,所以他就不会有事,把病人都给推走了,自己肯定没事了。就像以前有一个笑话,说要找大夫看,哪个大夫看得好,就看谁治死的人多,这个大夫就好,为什么说这个大夫好? 因为他见得多了才能成为好医生,如果一个也不治,肯定也不会治死。所以说像这个"绝不误人"并不是说他治得好,而是根本就不治,全给推走了。王清任写得还是蛮好的。

　　"亦有高手,看小儿现在之症,知将来必抽风,虽无方调治,亦必告知病家,此病恐将来抽风",如果你有预见性,虽然不会治,但是能知道病程的发展,他可能要抽风了。"何以知其将来必抽风? 凡将欲抽风之前,必先见抽风之症",如果见到小儿,见到这些"顶门下陷",囟门往下陷,"昏睡露睛",睡觉的时候眼睛不完全闭上,"口中摇舌",舌头不停地不自主地动,"不能啼哭",不会哭,或者是"哭无眼泪",或者是"鼻孔煽动",或者是"咽喉痰声",或者是"头低不抬",或者是"口噤无声",或者是"四肢冰冷",或者是"口吐白沫",或者是"胸高如碗",或者是"喘急气促",基本见到这些症状的时候,你都要预见到他可能要抽风了。王清任观察得太仔细了,不是个临床大家绝不可能观察到这么细,他讲的都是现实中可以见到的。

　　那么我们再看看他这个"顶门下陷",就是囟门塌陷,什么时候见到囟门塌陷,其实吐泻严重脱水的时候,顶门就下陷了。如果看到囟门鼓起来了,是儿科里面讲的肝风火毒,囟门往外鼓,实际上就是脑炎。囟门下陷就是脱水,脱水就容易抽了。"昏睡露睛"也是常见的一个症状,脱水时容易出现低钙、低钠的症状。"口中摇舌"说明大脑对舌头已经不能控制,这都是要抽了,都是因为上虚。"不能啼哭"也是这样。"欲哭无泪"这也是脱水的表现。"鼻孔煽动"往往是伴随发烧的时候出现呼吸困难,其实这是脑部缺氧,缺氧就可以抽。然后"头低不抬",整个颈部都抬不起来。"口噤无声,四肢冰冷"都是严重的吐泻、营养不良所导致的。"口吐白沫",这实际上已经抽起来了,抽之前也会有的。"胸高如碗",胸高实际上就是胸部胀,一般还伴随有"喘急气促",肺部感染就会有这么多症状。"面色青白"就已经是休克状态了。"汗出如水"就是虚脱了,也是休克的时候可以见到的。

"不能裹乳"就是不能吃奶了,"大便绿色",这是中医讲的疳积,在消化不良里可以见到。"腹内空鸣",老是肠鸣,"下泄上嗽",上面咳嗽、下边腹泻,"肌肉跳动"是低钙、低镁血症常见的症状。

"俱是抽风之兆",见到这些,就要知道这是要抽风了,这绝对是一个临床家才能写出来的。我记得我儿子小的时候,有一天我们要吃饭了,却发现他站在那发愣了,那天他发烧,不一会儿就开始抽风了。小孩抽风是很常见的,但是大人要意识到可能要抽了,就必须要赶紧采取措施。因为小孩肯定不会主动去躺着,小孩就是这样的。除非他躺在床上时赶上要抽风,这是另一种情况。

"前二十症不必全见,但见一二症,则知将来必抽",这个讲得很好,不是说都得见到,见一两个症状就可以了。尤其是发烧,一看愣神了,可能就要抽了。另外给大家讲一下"四肢冰冷",一个孩子发烧来找你看,如果一摸四肢也是热的,这个孩子一般不会抽风,如果一摸四肢是凉的,这个孩子非常可能要抽风,除非在这之前你给他治好了。

我记得有一次在急诊值班,一个家长领着小孩来急诊,那个孩子大概也就 2 岁左右,体温 39℃多,将近 40℃。我们以前处理紧急退热用什么办法?就给打地塞米松。地塞米松加柴胡注射液,以前就这么用,结果打完针人就走了,走出去大概也就不到 100 米,孩子抽风就又回来了。我们当时的经验没那么多,那时候年轻没有预见到他要抽风。但是这个处理也没错,也是合理的。但是为什么你没打针他没抽,打上退烧针他反而抽了,因为用的是糖皮质激素,糖皮质激素虽然能够退烧,它还有一个中枢兴奋作用。如果体温没那么高,打上它不至于抽。如果体温已经高到要抽的临界点的时候,打上它先是起兴奋作用了,退烧作用还没开始,所以说这个抽完也就没事了。当发烧的时候虽然激素退烧挺快,但是如果在抽搐的临界点,你就先不要给他用了,可以先物理降温。

我们说王清任绝对是一个临床大家,就是因为他经历得太多了,概括得很细。如果是一个抄书匠,他真不知道抄书上哪一块是合适的,所以人家这里边没有一句引经据典,全部是从心里流露出来的。"其中有可治者,有不可治者,并所用之方,皆开列于后",就是说怎么治的方子在后面。"若露睛天吊,不食不哭,痰鸣气喘,病虽沉重,乃可治之症",这种抽都是可以治的。
"若天庭灰色,肾子上缩,或脉微细,或脉全无,外形虽轻",看起来不那么严
重,其实"乃不治之症"。前边那些看上去就是挺重的,其实还都是可治的,
怎么治? 他有方子。后面他说的不能治,现在看来也是可治的。

首先"天庭灰色"就是脸发青灰,休克早期的表现。"肾子上缩",肾子
一般来讲是指睾丸,这里讲的是阴囊,阴囊往上收缩。阴囊收缩是阴寒过盛
的表现,带过小孩就知道,天一冷,你要判断男孩是冷着了还是热着了,不用
看别的,就看他的阴囊,阴囊是松弛的他一点都不冷的,别再给他穿那么厚,
一看他阴囊是收缩的,就给他加衣服。就看这个就可以来判断,这就是一个
严重的阳虚阴寒太盛,也是休克早期的一个表现。再看脉象,脉微细,这也
是休克血容量不足的一个表现,或者是脉全无,根本就摸不着脉了,血容量
严重不足。"外形虽轻,乃不治之症",见到这种情况你就知道很难治了,但
是现在的方法还是能救活好多的,也不是都要死的。以前不行是因为不具
备补液、升压这些技术,那么现在这些条件还是很可以的。除非他得的是一
些严重感染性的疾病,对这类病人你根本就无可奈何,以至于单纯纠正休克
也救不了他的命。除非是这种情况,其他很多情况下还是能救过来的。

那我们再看后面的方子,这些方子非常好。它叫可保立甦汤,大家认识
"甦"这个字吧? 是"苏醒"的"苏"的异体字,其实"苏醒"应该用"甦",而
不是苏,但现在我们一直这么用。甦,更生,就是又活过来了。

可保立甦汤

【原文】

此方治小儿因伤寒、瘟疫或痘疹、吐泻等症,病人气虚,四肢抽搐,项背
后反,两目天吊,口流涎沫,昏沉不省人事,皆效。

黄芪一两五钱,生　党参三钱　白术二钱　甘草二钱　当归二钱　白芍二
钱　枣仁三钱,炒　山茱萸一钱　枸杞子二钱　破故纸一钱　核桃一个,连皮
打碎

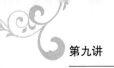

水煎服。

此方分两,指四岁小儿而言。若两岁,分两可以减半;若一岁,分两可用三分之一;若两三个月,分两可用四分之一,又不必拘于付数。余治此症,一日之间,常有用两三付者。服至不抽,必告知病家,不可因不抽,遂不服药,必多服数付,气足方妥。

【方歌】

可保立甦故纸枣,术归芍药参芪草,
山萸枸杞水煎服,一个核桃带壳捣。

【讲解】

这个方子指出不管是治疗哪一种抽风全部都有效,大家看这个方子的剂量。方中生黄芪一两五钱,这个量对于一个小孩来说已经很大了,一两五钱已经将近50g。党参三钱,白术二钱,甘草二钱,当归二钱,白芍二钱,枣仁三钱。炒枣仁,枣仁这个药比较特殊,其他的药能够健脾养血可以理解,为什么用了枣仁? 然后山茱萸一钱、枸杞子二钱、破故纸一钱,破故纸是中药补骨脂的别名。然后核桃一个连皮打碎,核桃和皮都要用上。

王清任的方子有一个特点,几乎全都没有方解。那我们就得揣摩他这个用意,黄芪当然是最主要的,那用枣仁是干什么呢? 枣仁有很好的安神作用,是吧? 其实枣仁的作用有很多的,以后我们再专门讲每一味药的时候再讲,像治疗痹证的时候用它都很好。这个我们教科书上都不讲,还有治咳嗽很好,书上也不讲,止嗽神丹里边就用它,以后我们再一个药一个药地讲。山萸肉补益肝肾。山萸肉是补肾的,枸杞子也是补肾的,总而言之,它是肺脾肾全补,补气、养心。补骨脂补肾,而且是个温性的药,核桃也是补肾的,但是很少见到哪个医家用补骨脂治疗抽风。我们现在没法去揣测王清任它是怎么发现这个药可以用来治抽风的,因为王清任自己没有提过,所以在这我们也不强解,就记住这个方子就行,但黄芪是必用的。

他可以没有桃仁,可以没有红花,但是一定是要用黄芪,我们来看一下用法。

"此方分两,指四岁小儿而言",是给四岁小孩定的量。"若两岁,分两可以减半;若一岁,分两可用三分之一;若两三个月,分两可用四分之一",两个月的孩子,四分之一量也还是不小的,又"不必拘于付数",不是说非要吃1剂药,不够你再加1剂药,不是减,是加。"余治此症,一日之间,常有用两三付者",虽然这是1剂药的量,但是我可以一剂药一剂药地用,总而言之,治好为止。"服至不抽",直到不抽为止。"必告知病家,不可因不抽,遂不服药",还要告诉家属不抽了也还要继续服药。"必多服数付,气足方妥",要把气补足了才不抽。所以王清任除了以黄芪为主,其实其他各个脏腑的补益药他全都用上了。我觉得这个方子大家还是应该记住,一般一见抽风用僵蚕、全蝎、蜈蚣、钩藤、天麻,其实效果并不一定太好,尤其小孩抽风,要考虑用这个可保立甦汤。

辨方效经错之源,论血化为汗之误

【原文】

胞侄作砺来京,见脏腑图记,问曰:伯父所绘之图,经络是气管,皆本于卫总管,由卫总管散布周身,是周身经络通连,并非各脏腑长两经。侄思古人若不明经络,何以张仲景著伤寒,按足六经之现症,立一百一十三方,分三百九十七法,其方效者颇多,侄不解其理。余曰:尔看其首篇,细心研究,便知其方效论错之理。如首篇论足太阳膀胱经为寒邪所伤,则令人头疼、身痛、项强、发热、恶寒、干呕、无汗,用麻黄汤治之;若诸症如前而有汗,是伤风,用桂枝汤治之。所论是足太阳经,足太阳专通两足,而不通两手。其论传经,传六经,不传手六经。尔看初得伤寒,头疼、身痛、项强、发热、恶寒,未有两胳膊、两手不疼痛发热恶寒者,用麻黄汤,亦未有周身皆愈而独不愈两胳膊两手者,岂不是方虽效而论经络实错之明证?若仲景以前有人亲见

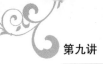
脏腑,著明经络贯通,仲景著伤寒必言外感寒邪入周身之经络,用麻黄汤发散周身之寒邪,一言可了。论有汗是伤风,以桂枝汤治之,以桂枝、白芍、甘草三味,然从未见治愈一人,桂枝汤所以不见效者,因头疼、身痛、发热、有汗,非伤风证也,乃吴又可所论之瘟疫也。

又问:寒邪在表,自当见头疼、身痛、发热、恶寒、无汗之表症。初得伤寒,尚未传里,如何即有作呕之里症? 仲景著论,王叔和等数十人注释,并未说明表症作呕之所以然,侄实不能明白,求伯父明白指示。余始看尔不过有读书之志。而无业医之才,今据尔此问,尚有思路,将来不致粗心,轻忽人命。尔问寒邪在表,如何有作呕之里症,余详细告汝。寒邪始入毛孔,由毛孔入皮肤。由皮肤入孙络,由孙络入阳络,由阳络入经,由经入卫总管,由卫总管横行入心,由心上行入左右气管,由左右气管上攻左右气门,故作呕,此表症所以作呕之本源也。用麻黄汤服之入胃,其药汁由津门流出,入津管,过肝,入脾中之珑管,从出水道渗出,沁入膀胱为尿;其药之气,即药之性,由津管达卫总管,由卫总管达经,由经过络,由络达孙络,由孙络达皮肤,由皮肤达毛孔,将寒邪逐之自毛孔而出,故发汗,邪随汗出,汗出邪散,故呕即止。此周身经络,内外贯通,用麻黄汤发散表邪,随汗而出之次第也。

又问:仲景论目痛、鼻干、不得眠,是足阳明胃经之表症,以葛根汤治之。其方内有葛根,仍有麻黄,此理不甚明白。余曰:寒邪由表入经络,正气将寒邪化而为热,故名曰邪热,邪热上攻头顶,脑为邪热所扰,故不得眠。目系通于脑,邪热由脑入目,故目痛。鼻通于脑,邪热由脑入鼻,故鼻干。明是邪热上攻之火症,并非足阳明胃经之表寒,用葛根而愈者,莫谓葛根是温散之品,葛根乃清散之药;其方内用麻黄者,发散在表未化之寒邪也。此又是方效,经络错之明证。

又问:仲景论胸胁痛、耳聋、口苦、寒热往来而呕,其证在半表半里,是足少阳胆经之症,用小柴胡汤治之。其方神效。侄思此症,若不在胆经,其方又神效,若在胆经,胆又居膈膜之下,其痛又在胸胁,此一段,侄又不明白。余曰:尔看脏腑图,膈膜以上之血府便明白。邪热入于血府,攻击其血,故胸胁作痛;邪向血内攻,血向外抗拒,一攻一拒,故寒热往来;热灼左右气门,气上下不通,故呕而口苦;邪热上攻,故耳聋目眩。柴胡能解血府之热,热解汗自出,邪随汗解,故效甚速。此亦是方效论经错之明证。至传变多端,总不外表里虚实。

尔若明伤寒,须看吴又可之瘟疫。若见书少,必有偏寒偏热之弊。昨晚尔当客问:古人言汗在皮肤是血,发于皮肤外是汗,言汗即血化,此理尔不解。彼时不告汝者,非谓尔当客多言,因客粗知医,并非名手,故不当客告汝。汗即血化,此丹溪朱震亨之论,张景岳虽议驳其非,究竟不能指实出汗之本源。古人立论之错,错在不知人气血是两管,气管通皮肤有孔窍,故发汗;血管通皮肤无孔窍,故不发汗。何以知血管通皮肤无孔窍?尔看生疮破流黄水者,其毒由气管而来,每日常流黄水,其皮肤不红;疮毒若在血管,初起皮肤必红,必待皮肤溃烂,所流必是脓血。尔再看瘟毒发癍、出疹、小儿出痘,色虽红而不流血,岂不是血管通皮肤无孔窍之明证乎?

侄作砺来京,因闲谈问余,彼时是书业已刻成,故书于卷末,以记之。

【讲解】

下面我们共同学习一下这篇文章,看看这一篇文章到底在讲什么。

"胞侄作砺来京"胞侄就是亲侄子,来京城。"见脏腑图记",见了王清任画的这个脏腑图。"问曰:伯父所绘之图,经络是气管,皆本于卫总管",说你讲的这个经络都叫气管,而且都是跟卫总管连着的,根都在卫总管,其实就是动脉和主动脉。"由卫总管散布周身,是周身经络通连",王清任讲的经络是什么呢?就是动脉,这是王清任的经络。"并非各脏腑长两经",不是说每个脏腑都长了两条经脉。"侄思古人若不明经络,何以张仲景著伤寒,按足六经之现症,立一百一十三方,分三百九十七法,其方效者颇多?侄不解其理",他的侄子说如果讲的这些东西都不对的话,那他的方子有效又怎么解。"余曰:尔看其首篇,细心研究,便知其方效论错之理",看看第一篇,就知道了为什么张仲景的东西"方效论错",方子都是有效的,但是理论不对。王清任自己也是这样的,他的方子个个疗效都很好,但是理论从现代人的角度来看也都没讲对,我们批评别人时可能我们自己讲得也不对,所以一般来讲不要轻易地批评人。

"如首篇论足太阳膀胱经为寒邪所伤,则令人头疼、身痛、项强、发热、恶寒、干呕、无汗,用麻黄汤治之;若诸症如前而有汗,是伤风,用桂枝汤治之。所论是足太阳经,足太阳专通两足,而不通两手,其论传经,传足六经,不传手六经",这个就不用解了。"尔看初得伤寒,头疼、身痛、项强、发热、恶寒,未有两胳膊、两手不疼痛发热恶寒者",讲的是足太阳膀胱经得病,但是这病人症状是手疼、胳膊疼,却用麻黄汤。"亦未有周身皆愈而独不愈两胳膊两手者,岂不是方虽效而论经络实错之明证?"没有所有地方都病愈,只有胳膊没好的情况,而是全身都好了。所以他的理论是错的,但是方子是有效的。"若仲景以前有人亲见脏腑,著明经络贯通",王清任所说的经络就是动脉。"仲景著伤寒必言外感寒邪入周身之经络",王清任认为如果张仲景要在王清任之后,那他肯定说寒邪是进入动脉的,是进入血管的。"麻黄汤发散周身之寒邪,一言可了",就说麻黄汤发散全身的寒气就行了。"论有汗是伤风,以桂枝汤治之,以桂枝、白芍、甘草三味,然从未见治愈一人",这个是不对的,我觉得他说得过头了,可能因为他对古人已经有了一种偏见,认为他们的理不对,所以可能他也就不去用古人的方子。他说从未见治愈一人,其实我们在临床已经治愈了好多,这个就当他批评错了。"桂枝汤所以不见效者,因头疼、身痛、发热、有汗,非伤风证也,乃吴又可所论之瘟疫也",他指的是瘟疫病用桂枝汤效果不好,其实在《温病条辨》里还是用了桂枝汤,如果出现了发热、有汗还是用,只不过是说用上它如果还不好,邪气往里传了,就该用其他相应的方子。

　　"又问:寒邪在表,自当见头疼、身痛、发热、恶寒、无汗之表症。初得伤寒,尚未传里,如何即有作呕之里症?"怎么会有呕吐的里证? 他把呕吐都当里证了。古人认为见了症状就算是有了里证、表证,我不太赞同这种分法,不能很好地指导临床,这个以后我们要专门系统地讲。"仲景著论,王叔和等数十人注释,并未说明表症作呕之所以然",不知道他的原因。"侄实不能明白,求伯父明白指示",这是他的侄子不明白提出的疑问。然后王清任说"余始看尔不过有读书之志",我一开始看你只不过有读书的志向。"而无业医之才",就是说你没有从医的才能,你喜欢读书,但是我觉得你干不了医。"今据尔此问",今天看到你这么一问,"尚有思路",还是有点想法。

"将来不致粗心,轻忽人命",现在觉得你将来也不至于那么粗心,害人性命。"尔问寒邪在表,如何有作呕之里症,余详细告汝",那我就好好地讲给你听。"寒邪始入毛孔,由毛孔入皮肤。由皮肤入孙络,由孙络入阳络,由阳络入经,由经入卫总管",讲的是寒邪传变的次序。"总管横行入心,由心上行入左右气管,由左右气管上攻左右气门,故作呕",这是他对呕的一个解释,其实我觉得这个也是只能了解一下,不能把这个当成是正确解释。"用麻黄汤服之入胃,其药汁由津门流出",这个是错的,药汁是不会倒流的,津门指的是胆总管和胰腺导管。"入津管,过肝,入脾中之珑管,从出水道渗出,沁入膀胱为尿;其药之气,即药之性,由津管达卫总管",就是又跑到了动脉里边。"由卫总管达经",由腹总动脉到其他稍微大点的动脉。"由经过络",然后就越来越细。"由络达孙络,由孙络达皮肤,由皮肤达毛孔,将寒邪逐之自毛孔而出,故发汗,邪随汗出",王清任的思路还是很有条理的,进去的时候从皮肤进去,那么出来的时候也从里面出来。"邪随汗出",汗法发散外邪,因为邪气在表,所以通过发汗散邪。但是通过发汗并不能够把病毒、细菌发出来,所以说这也是古人在认识上的一个错误,有不足之处。把有害的东西通过皮肤排出来是可以的,但是祛不了真正的邪。"汗出邪散,故呕即止",这些实际上都是错的。"此周身经络,内外贯通,用麻黄汤发散表邪,随汗而出之次第也",王清任讲的是邪气出去的顺序。

"又问:仲景论目痛、鼻干、不得眠,是足阳明胃经之表症,以葛根汤治之。其方内有葛根,仍有麻黄,此理不甚明白",王清任说:"寒邪由表入经络,正气将寒邪化而为热,故名曰邪热"。"正气将寒邪化而为热",我是不能够赞同的,正气不能把寒邪变成热邪,热邪就是热邪,寒邪就是寒邪,在整个病变过程中它是不会变的。有变化的是邪正斗争的状态,由一个寒性的状况变成一个热性的状况,但是寒邪始终没变,正因为寒邪不变,这个邪的性质不变,所以西医在治疗时针对病邪,针对病源用药的时候,不管病邪处在什么阶段用它都是有效的,西医在这方面还是正确的。由寒证变成热证了,就说是寒邪变成热邪了,绝不是那样。寒邪还是寒邪,只不过是证变了,所以也不能叫邪热了,只能叫邪加热,原来是寒邪加寒证,现在是寒邪加热证。"邪热上攻头顶,脑为邪热所扰,故不得眠",就是解释的这个。"目系通于脑"，说眼睛与脑是相通的。"邪热由脑入目，故目痛。鼻通于脑，邪热由脑入鼻，故鼻干。明是邪热上攻之火证，并非足阳明胃经之表寒，用葛根而愈者，莫谓葛根是温散之品，葛根乃清散之药也；其方内用麻黄者，发散在表未化之寒邪也。此又是方效，经络错之明证"，王清任举例说张仲景又没有讲对。

"又问：仲景论胸胁痛、耳聋、口苦、寒热往来而呕，其证在半表半里，是足少阳胆经之证，用小柴胡汤治之。其方神效。伈思此症，若不在胆经，其方又神效，若在胆经，胆又居膈膜之下，其痛又在胸胁，此一段，伈又不明白"，柴胡汤的适应证这段他不明白。王清任说"尔看脏腑图，膈膜以上之血府便明白。邪热入于血府，攻击其血，故胸胁作痛；邪向血内攻，血向外抗拒，一攻一拒，故寒热往来"，这是王清任的一个说法而已，实际上到底正邪是不是这么一个斗争方式？ 不是的。"热灼左右气门"，气门指的是动脉。"气上下不通，故呕而口苦"，其实这些解释都是不通的。"邪热上攻，故耳聋目眩。柴胡能解血府之热"，注意这儿流露出来王清任对柴胡的认识，血府逐瘀汤里之所以要用柴胡，因为柴胡能解血府之热。"热解汗自出，邪随汗解，故效甚速。此亦是方效论经错之明证。至传变多端，总不外表里虚实"，这里有价值的一句话就是王清任用柴胡是解血府之热。

"尔若明伤寒，须看吴又可之瘟疫"，如果想明白伤寒就该看看吴又可的《瘟疫论》。"若见书少，必有偏寒偏热之弊"，如果读书太少，就会有偏寒偏热的这种弊端。"昨晚尔当客问"，昨晚你当着客人在问。"古人言汗在皮肤是血，发于皮肤外是汗"，是说血汗同源。"言汗即血化，此理尔不解。彼时不告汝者"，当时没告诉你。"非谓尔当客多言"，不是说你当着客人的面说话多。"因客粗知医，并非名手，故不当客告汝"，客人稍微懂点儿医学，但他不是一个高手，所以我不当着他的面告诉你。"汗即血化，此丹溪朱震亨之论"，血化为汗，这是朱丹溪的说法。"张景岳虽议驳其非"，张景岳虽然批评朱丹溪的这个说法。"究竟不能指实出汗之本源"，也不能够说明白出汗的本源。"古人立论之错，错在不知人气血是两管"，古人不知道气管和血管是两个。"气管通皮肤有孔窍，故发汗"，动脉通皮肤是他想象出来的，这个动脉分出来的小血管、小动脉逐渐越分越细，与皮肤是相通的，所以说它可以发汗,可以出汗。那么"血管通皮肤无孔窍",他说这个静脉也是通皮肤的,但是它没有往外的孔窍,"故不发汗"。"何以知血管通皮肤无孔窍?尔看生疮破流黄水者",你看看那个生疮,流黄水,"其毒由气管而来,每日常流黄水,其皮肤不红"。"疮毒若在血管",如果是在血管的话,"初起皮肤必红,必待皮肤溃烂,所流必是脓血"。这是他的认识,实际上也是不对的。"尔再看瘟毒发癍、出疹、小儿出痘,色虽红而不流血",这个疹子虽然是红的,但是不出血。"岂不是血管通皮肤无孔窍之明证乎?"那红的是血管,但是它又不往外流,这不就告诉你这个血管往外就没有孔吗?

这就是他的一个推理,当然做研究是需要这种推理的。其实科学研究都是从假说开始的,然后去证明。其实这也是证明,只不过好像是证明对了,但是实际上还是不对。所以说现在无论中医和西医,发表的很多论文,好像是做了一番验证,证明是对的,其实也未必可信。我们始终以王清任的这种精神为榜样来做研究,但不能以他的结论作为真理来评价别人,因为他确实也犯了同样的错误。但是不管怎么错,他也是中医史上具有不可磨灭功勋的一个医家,如果我们只盯着他的错误,那我们什么也学不会。如果我们看到他好的地方,那我们就能有长进。这是他的最后一篇。

"侄作砺来京,因闲谈问余,彼时是书业已刻成,故书于卷末,以记之"。

最后一讲我们专门讲《论痘非胎毒》这一篇。

附:问题解答

1. 小孩发高烧总抽风,如何预防?

关键是预防感染,预防发烧,那么怎么预防?增强体质,注意保护自己,就是注意生活的调理,当然这个预防主要是由大人来做的。就像刚才我们说到的,看男孩儿阴囊的状态判断他的冷热,穿的厚薄。总而言之,大人要细心一些,不能够给他捂得太多,越捂得多,越容易受凉。为什么?捂得多他就热,盖得多他也热,睡着了就把被子给蹬了,就晾出来了,然后就很容易着凉。所以说让他稍微冷一点,他反而不容易生病。因为稍微冷一点他绝对不会去蹬被子,他也不会出汗,也不会因为出汗不穿衣服然后就着凉。其实大人也是一样,稍微觉得冷点是最好的。如果你觉得挺暖和,就过头了,如果觉得热,就更错了。所以觉得稍微冷一点这样是最好的,对提高我们自身的抵抗能力也是很好的。

2. 可以用玉屏风治疗和预防感冒吗?

玉屏风能够补气、固表,是有效的,但是不能主要靠药,还是要靠平时的饮食和生活起居的调理。如果体质确实是比较弱,可以用上玉屏风增强体质,但是不能光靠药,只有和他的日常的生活起居合起来才会有效。

3. 判断小孩冷热,男孩看阴囊,女孩该怎么办?

我养过男孩,还稍微有点经验正好和古人书上说的能够共鸣。女孩子的话,就得问问养女孩的父母,看他们有没有经验。可以看她皮肤的湿润程度,如果皮肤湿润一定是捂多了,如果皮肤是干的,说明是合适的。如果皮肤凉了,那说明穿少了。为什么要观察阴囊,因为阴囊收缩能力大,它的变化幅度大,就可以这么来观察,这其实也就只是一个皮肤的望诊,不过是观察了一个特殊的部位而已。

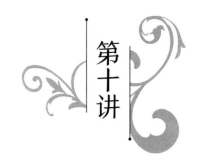

第十讲

今天是最后一讲。如果说按照我们的实际需求来讲,可能就不需要讲了。为什么呢?这里讲的"痘",它应该指的是天花水痘,现在临床已经都没了。但是我觉得还是应该给大家讲一讲,要不你真正遇到天花的时候你可能还不认识。另外,王清任通过对天花的认识,总结出来这些方子,还是很有效的,我在临床运用过他的方子。所以说,这部分内容我觉得还是有必要讲一讲,而且这部分内容还比较多。

论痘非胎毒

【原文】

夫小儿痘疹,自汉至今,著书立方者不可胜数,大抵不过分顺险逆,辨别轻重死生,并无一人说明痘之本源。所以后人有遵保元汤,用黄芪、人参者;有遵归宗汤,用大黄、石膏者;有遵解毒汤,用犀角、黄连者。痘本一体,用药竟不相同。遇顺险之痘,查小儿壮弱,分别补泻清凉,用之皆可望生。惟一见逆症,遂无方调治,即云天数当然,此不知痘之本源故也。或曰:古人若不知痘之本源,如何见逆痘便知几天死?余曰:此非古人知痘之本源也,因看痘多,知某日见苗,某日何形,某日何色,某日何症治之不效,至某日必死。古人知逆痘几天死者,盖由此也。如知痘之本源,岂无方调治?或曰:如君所言,痘之逆症有救乎?余曰:痘之险症,随手而愈不足论。至于逆症,皆有本源,辨明本源,岂不可救?如余所治闷痘不出,周身攒簇,细密如蚕壳,平板如蛇皮,不热即出,见点紫黑,周身细密无缝,紫白灰色相间,蒙头锁口,锁项托腮,皮肉不肿,遍身水泡,不起胀行浆,不化脓结痂。见点后抽风不止,九窍流血鲜红,咳嗽声哑,饮水即呛,六七天作痒,抓破无血,七八日泄肚,胃口不开;至危之时,头不能抬,足歪不正,两目天吊,项背后反等逆症,初见之时,辨明虚实,皆可望生。明此理者,知余补前人之未及,救今人之疑难,不明此理者,妄加评论,以余言为狂妄,而不知非狂也,知痘之本源也。不似诸家议论,出痘总是胎毒。诸书又曰:自汉以前无出痘者,既云胎毒,汉以前人独非父母所生? 此论最为可笑。若以古人之论,有谓胎毒藏于脏腑,而何以未出痘以前,脏腑安然无病? 有谓胎毒藏于肌肉,而何以未出痘以前,皮肤更不生疮? 又有谓胎毒藏于骨髓,或因惊恐跌仆,或因伤食感冒,触动其毒,发为天花。信如斯言,因惊恐跌仆,伤食感冒触动而发,则是自不小心。伏思出花正盛时,非止一人出花,少则一方,多则数省,莫非数省之人,同时皆不小心? 此论更为无理。再见世上种痘之医,所种之痘,无论多少,无一不顺。若是胎毒,毒必有轻重,毒重者痘必险,何以能无一不顺? 由此思之,如何胎毒二字牢不可破,殊不知痘非胎毒,乃胞胎内血中之浊气也。儿在母腹,始因一点真精凝结成胎,以后生长脏腑肢体,全赖母血而成;胞胎内血中浊气,降生后仍藏荣血之中,遇天行触浊气之瘟疫,由口鼻而入气管,由气管达于血管,将血中浊气逐之自皮肤而出,色红似花,故名天花;形圆如豆,故名曰痘。总之,受瘟疫轻,瘟毒随花而出,出花必顺;受瘟疫重,瘟毒在内逗遛,不能随花而出,出花必险;受瘟疫至重,瘟毒在内烧炼其血,血受烧炼,其血必凝,血凝色必紫,血死色必黑,痘之紫黑是其症也。死血阻塞道路,瘟疫之毒,外不得由皮肤而出,必内攻脏腑,脏腑受毒火煎熬,随变生各脏逆症。正对痘科书中所言,某经逆痘,不知非某经逆痘也,乃某经所受之瘟毒也。痘之顺逆在受瘟疫之轻重。治痘之紧要,全在除瘟毒之方法,瘟毒不除,花虽少而必死;瘟毒若除,花虽多不致伤生。痘科书中,但论治胎毒,而不知治瘟毒,纵知治瘟毒,而不知瘟毒巢穴在血,若辨明瘟毒轻重、血之通滞、气之虚实,立救逆痘于反掌之间,此所谓知其要者,一言而终耳。

【讲解】

"夫小儿痘疹",这个痘就是天花,为什么现在没有了? 我们一生下来就有预防注射,预防天花打疫苗,他说是"自汉至今",就是从汉代一直到王清任的清代这一段时间。"著书立方者不可胜数",很多有关痘疹的著述。"大抵不过分顺险逆",所有有关论痘疹的著作里边,只是分一下顺症、险症、逆症,"辨别轻重死生",就是通过分顺险逆,来辨别轻、重、死、生,也就仅仅停留在这个水平而已。"并无一人说明痘之本源",没有一个人能把这个痘疹彻底讲明白,在治法上也很混乱。所以"后人有遵保元汤,用黄芪、人参者;有遵归宗汤,用大黄、石膏者;有遵解毒汤,用犀角、黄连者",这都是认为有毒,或气虚。"痘本一体,用药竟不相同。遇顺险之痘,查小儿壮弱,分别补泻清凉,用之皆可望生",就是遇到顺症、险症,都可以活下来。现在因为天花已经消灭很久了,但是还会见到 70 岁以上的人有麻脸,其实那就是他们小的时候得了天花留下的,再往后就很少能见到那种麻脸了。"惟一见逆症,遂无方调治",见到逆证,就不知道该怎么办了。"即云天数当然,此不知痘之本源故也",根本不知道天花是怎么回事。

有的人说:"古人若不知痘之本源,如何见逆痘便知几天死?"古人不知道这个病的始末本源,那为什么一见痘就能断定他几天死呢?"余曰:此非古人知痘之本源也,因看痘多",其实只是因为看得多了,见得多了。"知某日见苗",知道哪一天开始要露出来了,这叫见苗,"某日何形",到哪一日它就长成什么样了,"某日何色",哪一天是什么颜色,"某日何症治之不效,至某日必死",到多长时间就治疗无效了,到哪一天就死了。也就是古人对长天花从产生到死亡,见多了,基本上能一说一个准,就跟算卦一样,算的是那样,到底为什么是那样?不知道。"古人知逆痘几天死者,盖由此也",就是这个原因。

"如知痘之本源,岂无方调治?"如果古人知道痘的原因,怎么能没办法调治呢?"或曰:如君所言,痘之逆症有救乎?"有人说,如果按照你说的,这个逆症的痘还有没有救?"余曰:痘之险症,随手而愈不足论",王清任表示痘的险症也是随手而医,这就是他治疗天花很有把握。"至于逆症,皆有本源,辨明本源,岂不可救?"如果你知道他的原因了,那还不能救吗?"如余所治闷痘不出",这个痘憋在里边长不出来,"周身攒簇",就是很密集,"细密如蚕壳",细小的就像蚕茧一样,是很亮的,"平板如蛇皮",像蛇的皮一样,

"不热即出,见点紫黑",不发热就出来了,只要出点就是紫黑色的,"周身细密无缝",密密麻麻,全布上了,"紫白灰色相间",有紫色、有白色、有灰色,都出来了。"蒙头锁口",全部都是,"锁项托腮",头面部,颈部整个都是,"皮肉不肿,遍身水泡,不起胀行浆",见有痘,但是老不长起来,老不形成疱疹,"不化脓结痂",不化脓,不结痂,"见点后抽风不止,九窍流血鲜红,咳嗽声哑,饮水即呛,六七天作痒,抓破无血",六七天的时候开始痒起来,抓破了以后还不出血。"七八日泄肚",七八天后开始拉肚子,"胃口不开",不能吃饭,"至危之时,头不能抬,足歪不正,两目天吊,项背后反等逆症",这就开始抽风了,你看他描述的过程你就知道,六七天的时候皮肤开始痒了,抓破没有血,七八天的时候就开始拉肚子了。"初见之时,辨明虚实,皆可望生",也就是治疗越早越好。

"明此理者,知余补前人之未及",明白这个道理了,大家就都知道了,是我补充了前人所没有认识到的知识。"救今人之疑难",帮助现在的人解决疑难的问题,"不明此理者,妄加评论",如果不知道我讲的这些理,他们会妄加评论。"以余言为狂妄",觉得我说的这些话都是狂妄的。实际上王清任有很多自己的发明,这个都是超越古人的。"而不知非狂也",王清任说我这个不是狂,我就讲的一个实话而已。"知痘之本源也",是因为我知道痘的本源。"不似诸家议论,出痘总是胎毒",因为古人论天花的时候都说是胎毒,是胎里面带来的。"诸书又曰:自汉以前无出痘者",说在汉代之前没有天花,没有这个病,也没有相关的书。"既云胎毒,汉以前人独非父母所生?"汉代以前的人不也是父母所生吗?为什么就没有胎毒,就不得天花?"此论最为可笑。若以古人之论,有谓胎毒藏于脏腑",古人讲胎毒藏于脏腑,"而何以未出痘以前,脏腑安然无病?"既然胎毒藏在脏腑,为什么没有出天花之前脏腑就没病?这是他的一个疑问,但是这个疑问它毕竟还是个疑问,那也就是说后来我们古人又提出了附毒的邪说,提出了附邪理论,实际上也是在逐渐认识。比如我们现在,见到的乙型肝炎病毒有复制,但是肝功能也没事,其他的病也没表现出来。你可以看到有这样的乙肝病人,大三阳的,其他指标都没事,那么这个附邪理论其实还是对的,当然王清任推理的逻辑性还是差一些。"有谓胎毒藏于肌肉,而何以未出痘以前,皮肤更不生疮?"这还跟刚才的逻辑是一样的。"又有谓胎毒藏于骨髓,或因惊恐跌仆,或因伤食感冒,触动其毒,发为天花",这就明确指出来痘疹就是天花。"信如斯言,因惊恐跌仆,伤食感冒触动而发,则是自不小心。伏思出花正盛时",如果真的是这样,仔细想,出痘最严重的时候,"非止一人出花",当天花流行最严重的时候往往不是一个人,"少则一方",少的时候也是一片,"多则数省",多的时候就会扩散到好多个省。"莫非数省之人,同时皆不小心?"他认为这不是小心不小心的事,"此论更为无理",他指的是伤时感冒出痘而犯,这个更没有道理。"再见世上种痘之医",我们现在种的是牛痘,那么在这个之前种的是人痘,就是把病人的痘浆,出痘的浆弄下来,种给没有生病的人,没有病的人就不病,或者病了以后就不容易死,免疫之后可以有抵抗力。这个种痘曾经有种牛痘和种人痘,天花历史在医学史上写得很清楚。"所种之痘,无论多少,无一不顺",只要种痘的都挺顺利的,出痘的时候也都很顺。"若是胎毒,毒必有轻重,毒重者痘必险,何以能无一不顺?"如果是胎毒的话这个毒必定有轻重,为什么他就都顺呢?显然不是胎毒。"由此思之,如何胎毒二字牢不可破,殊不知痘非胎毒",他认为痘的原因,不是胎毒。

不是胎毒是什么呢?说"乃胞胎内血中之浊气也",他说血中之浊气才是它的本源,但是这只是说这一类人容易得,那么具体怎么样就得天花?我们看后边:"儿在母腹,始因一点真精凝结成胎",真精就是受精卵,"以后生长脏腑肢体,全赖母血而成;胞胎内血中浊气,降生后仍藏荣血之中",注意这是得天花人的体质,其实严格来讲,它和胎毒之间也应该是一致的,只不过是王清任特别强调了血中的浊气,不叫毒,叫浊。那么怎么就发病了呢?他说"遇天行触浊气之瘟疫",什么是"天行"?就是流行的意思,"触浊气之瘟疫",也就是感受外来的浊气,浊气是导致瘟疫的气。

下边讲痘是怎么出来的,"由口鼻而入气管,由气管达于血管",这种瘟疫浊气从口鼻入气管。注意,他这个口鼻入气管还是指的动脉,他是这么认为的,由气管达于血管,然后进到血液,"将血中浊气逐之自皮肤而出",这是他讲的机理,这种病邪将浊气从皮逐之而出,开始的时候是"色红似花,故名天花";也就是说痘疹开始出的都是红的,就像带状疱疹刚出的时候是一样的,也是红的。"形圆如豆,故名曰痘",就像豆子一样,所以说叫作痘。"总之,受瘟疫轻,瘟毒随花而出,出花必顺",轻的一出就好,受到瘟疫重的,"受瘟疫重,瘟毒在内逗留,不能随花而出,出花必险",所以说感染轻的就顺利,感染重的就凶险。那么如果是"受瘟疫至重,瘟毒在内烧炼其血,血受烧炼,其血必凝",就会出现血凝,也就是导致血瘀。"血凝色必紫,血死色必黑",这是指出疹的颜色,变紫然后变黑。"痘之紫黑是其症也",看到出痘不是红的,是紫黑的,那么这是瘟疫重导致的。"死血阻塞道路",它阻塞的就是血脉。"瘟疫之毒,外不得由皮肤而出,必内攻脏腑,脏腑受毒火煎熬,随变生各脏逆症",就出现逆症了,这是由浅入深,病情加重,根据痘的颜色,判断病邪的轻重。

"正对痘科书中所言,某经逆痘,不知非某经逆痘也",不是某一个经的逆痘,"乃某经所受之瘟毒也",它并不是某一个经的毛病,是那里受了瘟毒之邪了。"痘之顺逆在受瘟疫之轻重。治痘之紧要,全在除瘟毒之方法",也就是说你只要掌握了除湿毒的方法就可以,那才是关键。"瘟毒不除,花虽少而必死",出的疹子再少他也要死的,因为毒没有去掉。"瘟毒若除,花虽多不致伤生",疹子再多也不怕。"痘科书中,但论治胎毒,而不知治瘟毒,纵知治瘟毒,而不知瘟毒巢穴在血",王清任认为瘟毒还是在血。"若辨明瘟毒轻重、血之通滞、气之虚实",看"毒之轻重,血之通滞,气之虚实"这三个方面,只要你知道了这个病人受邪的轻重,血脉是否通畅,正气是否充足,"立救逆痘于反掌之间",治疗起来就很容易了,易如反掌。"此所谓知其要者,一言而终耳",也就是说治疗天花病,知道这三个方面治疗起来就不难了。我们讲完了天花,天花现在没有了,那这个对我们现在有什么用?天花是病毒感染引起的疾病,如果掌握了王清任这个办法,对同类病也有了治疗思路。

我们再看看他具体讲每一个症状的机理,因为有人说这个痘是血化的,那么我们看王清任是怎么认识的。

论痘浆不是血化

【原文】

痘出时是红色,五六天后忽变清浆,次变白浆,次变混浆,次变黄脓,终而结痂。古人谓痘浆总是血化,若是血化,红血必能变白色。今请以血一盏试之,或以矾青,或以火熬,能使之变清水、白浆、混浆、黄脓乎?痘本血管内血中浊气,遇天行触浊气之瘟疫,自口鼻而入于气管,达于血管,将血管中浊气与血,并气管中津液逐之自毛孔而出,所以形圆色红。五六天后,痘中之血仍退还血管,痘内止存浊气津液。津液清,名曰清浆;清浆为瘟毒烧炼,稠而色白,故名白浆;白浆再炼,更稠而混,故名混浆;混浆再炼,稠如疮脓,故名黄脓;将黄脓炼干而结痂。痘不行浆,皆因血不退还血管;血不退还血管,皆因血管内有瘟毒烧炼,血凝阻塞血之道路。若通血管之瘀滞,何患浆之不行!

【讲解】

"痘出时是红色,五六天后忽变清浆",疹子刚出来的时候是红色的,五六天以后痘里面就变成了清浆,也就是透明的液体。"次变白浆",之后变成白浆,"次变混浆",再变成混浆,"次变黄脓",最后变黄脓,"终而结痂",然后结痂。如果大家没有见过痘疹,不知道大家见过脓疱疮没有,脓疱疮其实也是类似的变化过程,先是红的,最后变成了一包脓,整个病程跟脓疱疮很像。"古人谓痘浆总是血化"。古人认为那些液体都是血化的。王清任并不认可,"若是血化,红血必能变白色",他说如果是血化的话,这个红色的就能变成白色的,然后他用实验来告诉你,"今请以血一盏试之,或以矾青,或以火熬,能使之变清水、白浆、混浆、黄脓乎?"如果你这么处理它能变成这些吗?"痘本血管内血中浊气,遇天行触浊气之瘟疫",是两种浊气,血中浊气和天行的浊气,"自口鼻而入于气管",这就是刚才讲的这个,"达于血管,将血管中浊气与血,并气管中津液",因为王清任他一直认为这个气管(其实是动脉)里边走的是气和津液,这是王清任的认识,他说血中浊气和瘟疫的东西合并,气管中的津液"逐之自毛孔而出",从皮肤里边就给赶出来了。"所以形圆色红",既有血,又有津液,所以说是形圆色红。五六天后,"痘中之血仍退还血管",痘里面的血就往回退了,然后留下的就是精气,"痘内止存浊气津液。津液清",津液是清的,所以先见到的是清浆,这是王清任自己的逻辑。"名曰清浆;清浆为瘟毒烧炼,稠而色白,故名白浆",随着瘟毒,它在慢慢变化。"白浆再炼",白浆再继续被烧炼,它就"更稠而混",变成混浆,"故名混浆;混浆再炼,稠如疮脓",混浆再炼就变成疮脓,"故名黄脓;将黄脓炼干而结痂",这是王清任对痘浆的一个认识,"痘不行浆",长出的痘老不长出这个液体,这叫行浆。"皆因血不退还血管",血老不退还到血管里,"血不退还血管,皆因血管内有瘟毒烧炼",也就是他找到了这个病源,是血管内有瘟毒烧炼。"血凝阻塞血之道路。若通血管之瘀滞,何患浆之不行",王清任说要用化瘀的办法,把血之道路给弄通畅,这病就容易好了,这是王清任的认识。我们再往后看。

论出痘饮水即呛

【原文】

出痘有四五天、七八天饮水即呛者,古人论毒火壅于咽喉,列于不治之症。总是不明咽喉、左右气门之体质。舌后为喉,即肺管;喉后为咽,即胃管;咽前喉后两边凹处,有气管两根,名左气门、右气门;舌根有一白片,其厚如钱,名曰会厌,正盖肺管、左右气门上口。人咽饮食,必以舌尖抵上腭,使会厌将肺管与左右气门盖严,饮食方可过肺管、左右气门,入后之胃管。试看人吃饭,饮食将入嗓至喉,未入咽时,或忽然冷笑,气暴上冲,会厌一开,或一粒米、或一滴水入左右气门,立刻由鼻呛出是其证也。今痘毒烧炼,会厌血凝,不能盖严气门,故饮水渗入即呛。食不呛者,因微微小缝,能渗水而食不能入,故不呛。化开会厌中瘀血,其呛立止。

【讲解】

"出痘有四五天、七八天饮水即呛者,古人论毒火壅于咽喉,列于不治之症",如果一个天花的病人出现饮水就呛,那么这是不治之症。"总是不明咽喉、左右气门之体质",因为古人不知道咽喉、左右气门这些解剖结构。"舌后为喉",舌头后面是喉,"即肺管",就是现在的气管,"喉后为咽,即胃管",咽就是胃管,胃管就是食管,"咽前喉后两边凹处,有气管两根",其实就是颈总动脉,"名左气门、右气门;舌根有一白片,其厚如钱,名曰会厌",就是我们气管上面盖的那个,"正盖肺管"。大家注意王清任在解剖上犯的一个错误,"左右气门上口",他以为我们左右颈总动脉和气管都是会厌盖着,他是这么理解的。"人咽饮食",后边他讲的这个倒是符合事实的,"必以舌尖抵上腭",通过舌头尖抵着上腭,"使会厌将肺管与左右气门盖严",实际上是会厌把气管盖严了,"饮食方可过肺管、左右气门,入后之胃管"。这是王清任认为的,"试看人吃饭,饮食将入嗓至喉,未入咽时,或忽然冷笑,气暴上冲,会厌一开,或一粒米、或一滴水入左右气门",他以为是进入气门了,实际上是进入他讲的肺管,也就是我们现在讲的气管。"立刻由鼻呛出是其证也。今痘毒烧炼,会厌血凝",他的临床表现就是这样的,始终强调的是血凝,也就是血瘀。"会厌血凝,不能盖严气门,故饮水渗入即呛",他说喝水的时候就会呛,"食不呛者,因微微小缝",而吃硬东西不呛,是因为没盖严,只有一条小缝。"能渗水而食不能入,故不呛。化开会厌中瘀血,其呛立止",也就是说只要把瘀血给解决了,饮水即呛就立即止了。

论七八天痘疮作痒

【原文】

痘疮作痒者,当先分明皮肤。皮是皮,肤是肤,皮肤不分,如何能明痘疮作痒之本源? 如人汤烫火烧,随起一泡,其薄如纸,即是肤;肤里肉外,厚者是皮。痘至六七天,瘟毒浊气津液尽归于皮之外,肤之内,痘巢之中,正气不能达痘中行浆、化脓、结痂,以致瘟毒外不得出肤,内不得入皮,毒在皮外肤里,故作痒。医家遵《素问》诸疮痛痒皆属于火之句,遂用清凉之品,克伐生气,不但作痒不止,胃气转伤。有专用补气者,气愈补而血愈瘀;血瘀,气更不能外达于皮肤。此时用补气破血之剂,通开血道,气直达于皮肤,未有不一药而痒即止者。

【讲解】

病了七八天的时候,那些痘疹、疱疹就开始瘙痒,那么痒到底是什么呢?王清任也有他的理解。他说:"痘疮作痒者,当先分明皮肤"。大家注意这个皮肤的解释,王清任解释得非常好。我们笼统讲皮肤,就是指皮肤,但是他说,"皮是皮,肤是肤",皮和肤是不一样的,这个我们之前讲过,但是"皮肤不分",皮和肤两个又是合在一起的。"如何能明痘疮作痒之本源? 如人汤烫火烧,随起一泡",就是烧烫伤起了个疱,"其薄如纸,即是肤",看到薄薄的那一层那叫肤,"肤里肉外",再往里,"厚者是皮",最表面的是肤,再往里才是皮。另外说一个人很浅薄的时候,不会说皮浅,而是会说肤浅。我们中国传统文化还是蛮有意思的,只是现在老用双音字,单个字的本意都不知道了,实际上皮和肤是不一样的。"痘至六七天,瘟毒浊气津液尽归于皮之外,肤之内,痘巢之中,正气不能达痘中行浆",能不能行浆取决于正气怎么样,包括"化脓、结痂"等,能不能化脓,能不能结痂都取决于正气。"以致瘟毒外不得出肤,内不得入皮,毒在皮外肤里,故作痒",他认为痒是皮、肤之间出现了毛病。"医家遵《素问》诸疮痛痒皆属于火之句,遂用清凉之品,克伐生气,不但作痒不止",用寒凉药伤害人体的正气,人体的生生之气,"不但作痒不止",不但痒得利害,"胃气转伤",而且还伤了胃,这种治疗情况我们在临床上还是常见的。"有专用补气者,气愈补而血愈瘀",就是说补气也不好,越补血越瘀。"血瘀,气更不能外达于皮肤",因为血管有了瘀血了,气就更不能到达皮肤,"此时用补气破血之剂",这是最关键的几个字,就是治疗这种病,到了痘疹后期的时候,就要用补气破血的药:"通开血道,气直达于皮肤"。那么结果就会是什么呢?"未有不一药而痒即止者",对于顽固性皮肤瘙痒,尤其是出疹子的那种痒,我们可以用王清任的办法,而不是说,王清任讲的这个痘疹现在没了,这些东西就没用了,就不用学习了,还真的不是这样。

那么我们再看看后面具体的方子。这张方子大家可能听都没有听说过,如果不研究《医林改错》,单纯看我们的方剂学和内科学、外科学,我们几乎都看不到这张方子。

通经逐瘀汤

【原文】

此方无论痘形攒簇,蒙头覆釜,周身细碎成片,或夹疹夹瘢,浮衣水泡,其色或紫、或暗、或黑;其症或干呕、烦躁、昼夜不眠,逆形逆症,皆是瘀血凝滞于血管,并宜用此方治之。

其方中药性,不大寒大热,不大攻大下,真是良方也。

桃仁八钱,研　红花四钱　赤芍三钱　穿山甲四钱,炒　皂角刺六钱　连翘三钱,去心　地龙三钱,去心　柴胡一钱　麝香三厘,绢包

水煎服

大便干燥加大黄二钱,便利去之。五六日后,见清浆、白浆,将麝香去之,加黄芪五钱,将穿山甲、皂角刺减半。至七八日后,桃仁、红花亦减半,黄芪可用八钱。此方指四五岁而言。若一二岁,分量可减半;若八九岁,分量可加一半。

【方歌】

通经甲皂麝香龙,逐瘀赤芍桃与红,

连翘柴胡毒可解,便干微用大黄攻。

【讲解】

"此方无论痘形攒簇,蒙头覆釜",这个"覆釜"是什么意思呢? 就是倒过来的锅。这里指的是痘疹鼓起来的意思。这个方子是治疗痘疹初期的,痘疹初期的痘是饱满的,就像锅翻过来一样。如果是凹下去的,就不好,是正气不足了。"周身细碎成片,或夹疹夹瘢",连成片就成瘢了。"浮衣水泡,

其色或紫、或暗、或黑;其症或干呕、烦躁、昼夜不眠,逆形逆症,皆是瘀血凝滞于血管",其实他讲的通经逐瘀汤是治疗天花初期,以及其后各种严重的状态都可以用的一个通用方,只是在不同的阶段又有加减,一会儿我们再往后看。"并宜用此方治之",也就是说整个过程都可以用这个方子。"其方中药性,不大寒大热,不大攻大下,真是良方也",他对自己的这个方子是蛮有把握的,认为是良方。那我们来看看这个方子,的确很有特点,这里我们可以学到一些对于我们临床内科很有帮助的东西。

首先桃仁八钱研捣烂。八钱是多少? 应该是在 25~30g 之间,大概在这个范围。我治内科病经常也会用到,尤其是失眠,或者有情绪、精神问题的病人,我们要用的量都比较大。红花四钱,也是不少的,将近要用到 15g。赤芍三钱这也要用到 10g。那么更重要的是,最常规的化瘀药,用穿山甲四钱炒,也将近 15g 了,这个量还是蛮大的。一般来讲,现在如果要用这么贵的药,可能我们会想用少一点,但是我觉得如果要真用,还是应该用量大一点。另外还有一个药比较特别,就是皂角刺六钱也是将近 20g。我在临床上用皂角刺,我的习惯一般都很少用超过 10g 的,但是王清任治疗这个病用到了将近 20g,这说明什么问题? 就是大量皂角刺通经化瘀破血的作用还是很好的,安全性也是没有问题的,所以说不用去太担心它,20g 没有问题。连翘三钱,连翘解毒,这个量并不大,大家看他的方子里重点就是化瘀、通血脉。地龙三钱去心,也是化瘀的;柴胡一钱,麝香三厘绢包。

这个方子是化瘀为主的,用于清热解毒的连翘、地龙、柴胡,用量都很小,所以说王清任的这个方子,我们可以从另外一个角度去解读,也就是说这个方子治疗除了天花这个疱疹类的疾病以外,对其他疱疹病毒感染也应该是很有效的。因为连天花都能解决,那么水痘、带状疱疹是不是也可以解决? 我觉得如果我们去用一用可能会有新的发现。这个我没有用过,但是我觉得从理论上来讲应该是可行的。我们看看这个方子的加减,加减就要根据疾病的变化情况进行加减。

"大便干燥加大黄二钱",这个不用细讲,"便利去之",用到什么程度呢? 大便通就去了它。"五六日后,见清浆、白浆",一见清浆白浆出来了,"将麝香去之",麝香就可以不用了,因为他觉得表里通畅了,就可以不用麝香了，这时候就该补气了。他治疗起来就很有次第，然后"加黄芪五钱"，这时候"将穿山甲、皂角刺减半"。穿山甲、皂角刺也可以不用那么多了，破血的药不需要用那么多了。"至七八日后，桃仁、红花亦减半"，到这个程度活血药也减半。"黄芪可用八钱"，这时候黄芪就可以加量，加到八钱了，王清任一开始不用补气药，然后少量用，最后大量用，那么一开始用什么？破血的穿山甲、皂角刺用得多，再往后桃仁、红花也要减，整个过程王清任的思路实际上是很清晰的。再看剂量，"此方指四五岁而言"，这个方子的剂量是针对四五岁小孩开的，四五岁小孩的穿山甲、皂角刺都要用到那么大剂量，我们大人用安全性是没有问题的。"若一二岁，分量可减半"，一两岁小孩用，这个分量可以减一半，减一半之后还是很大的剂量。或许我们平时之所以有一些疑难病治不好，就是因为剂量不够。"若八九岁"，若是八九岁稍微大点的孩子了，"分量可加一半"，剂量可以再往上加一半，如果再加一半大家想想这是多大量了？桃仁得用到40g以上了，皂角刺都要用到30g了，这个剂量还是很大的，八九岁孩子的剂量都是这个剂量的1.5倍，所以这个方的安全性是没有问题的。

　　而且王清任的方歌编得也很好，方歌首先就把最重要的药告诉你："通经甲皂麝香龙，逐瘀赤芍桃与红，连翘柴胡毒可解，便干微用大黄攻。"甲是穿山甲，皂就是皂角刺；还有麝香，这三个药是最重要的，所以说方歌第一句就告诉你通经用哪些药，然后还要有地龙；"逐瘀赤芍桃与红"，就是桃仁、红花、赤芍这三个药是用来逐瘀的；"连翘柴胡毒可解"，连翘、柴胡这两个药是解毒的，我们前面讲过，治疗霍乱吐泻他都重用这两个药，像解毒活血汤，也都是用连翘，所以连翘清热解毒效果很好。无论是用于消化道的病毒还是细菌感染引起的吐泻，王清任都用连翘。病毒感染的天花还是用连翘，所以说连翘解毒效果非常好的。在中医外科里面说连翘为"疮疡之圣药"，所以连翘是一个极好的解毒药，我们现在一般和金银花配在一起。我们门诊遇到一个脓疱型皮肤病，感染非常严重，每年皮肤广泛性的脓疱密密麻麻，反反复复，其实这类疾病除了感染，可能还有自身免疫方面的问题，当时用连翘的剂量就比较大。"便干微用大黄攻"，大便干燥稍微点大黄，只要通畅就要把大黄去掉，这就是通经逐瘀汤。虽然现在没有天花，但是这张方子我觉

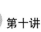

得还是要记住的,尤其是王清任组方里面的规则和思路,我们要记住。

会厌逐瘀汤

【原文】

此方治痘五六天后,饮水即呛。

桃仁五钱,炒　红花五钱　甘草三钱　桔梗三钱　生地四钱　当归二钱
玄参一钱　柴胡一钱　枳壳二钱　赤芍二钱

水煎服

此方指五六天后呛水而言。若痘后抽风兼饮水即呛者,乃气虚不能使
会厌盖严气管,照抽风方治之。

【方歌】

会厌逐瘀是病源,桃红甘桔地归玄,

柴胡枳壳赤芍药,水呛血凝立可痊。

【讲解】

会厌逐瘀汤是治疗饮水即呛的,是指天花五六天以后,那么这个方里面
的药物剂量也是比较大的:桃仁、红花、甘草、桔梗、生地、当归、玄参、柴胡、
枳壳、赤芍,大家注意,在血府逐瘀汤里边,也有一个适应证我们专门讲过,
是治疗呛咳,但是血府逐瘀汤治疗的不是痘疹的呛咳,也不是天花的呛咳。
那么会厌逐瘀汤和血府逐瘀汤不同的药是川芎和牛膝,实际上会厌逐瘀汤
几乎就是血府逐瘀汤,只是去掉了川芎和牛膝,加了玄参而已。虽然这个
方子是治疗痘疹、天花的呛咳,其实会厌逐瘀汤治疗内科的呛仍然也是有效
的。如果是一个便秘又有脑梗的病人,或者是有高血压的病人,或者是有其
他原因引起的呛咳,这个也都是可以用的。不仅仅是治疗天花,所以说这方

子我们也应该记住。王清任讲到的几个方子都非常好用,他后边的几个方子我也都用过,还是深有体会的。

止泻调中汤

【原文】

治痘六七日后,泄泻不止,或十余日后泄泻,皆治之。

黄芪八钱　党参三钱　甘草二钱　白术二钱　当归二钱　白芍二钱　川芎一钱　红花三钱　附子一钱,制　良姜五分　官桂五分,去粗皮

水煎服

此方指痘六七天后泄泻而言。痘后抽风兼泄泻者,亦效。不是初出痘泄泻之方。

【方歌】

止泻调中参草芪,术归芍药芎红随,
附子良姜桂少用,气虚泄泻总相宜。

【讲解】

止泻调中汤治疗天花后期抵抗力极度下降,而出现的泄泻不止,或感染十余日后出现泄泻,都可以治。大家看这个方子:黄芪、党参、甘草、白术,但是没有茯苓,加上茯苓就是四君子汤;还有当归、白芍、川芎,也没有熟地,加上熟地就是四物汤,实际上这个方子就是四君子汤合四物汤的一个变方,还有红花、附子、良姜、肉桂,而且到后期的时候还要用黄芪,感染一开始的时候是不用的,但是越往后越用,等最后气虚又阳虚的时候还要加上附子、高良姜、肉桂这些温里的药,所以这张方子的治疗次第也很明显。这就是止泻调中汤。此方治出痘六七日以后的泄泻,还有痘后抽风的泄泻者,亦效。就

是说如果有抽风也可以用,后期黄芪的量还要再加大,不是初出痘的泄泻之方。如果是刚刚出痘就有泄泻,就不能用这个方子,要先以解毒为主,可以用解毒活血汤。之后有了虚象再用止泻调中汤。后面再看下一个方子。

保元化滞汤

【原文】

治痘五六日后,痢疾或白、或红、或红白相杂,皆治。

黄芪一两,煎汤,冲　滑石一两,末

晚服,加白沙糖五钱更妙。

此方乃余之心法,不独治小儿痘症痢疾,大人初痢、久痢,皆有奇效。然大人初痢,滑石用一两五钱,白糖一两,不必用黄芪;久痢加黄芪,滑石仍用一两五钱。

【方歌】

保元化滞补攻方,一两黄芪煎作汤,

为末滑石须一两,冲服痢止气无伤。

【详解】

保元化滞汤也是一个非常好的方子,"治痘五六日后,痢疾或白、或红、或红白相杂,皆治",只要是痢疾就能治,而且这个方子非常简单,所以必须得记住,黄芪一两煎汤冲滑石一两末,就是用黄芪煎汤冲滑石粉,用黄芪熬好汤以后冲服,"晚服,加白沙糖五钱更妙",晚上服,再加上白糖,对于小孩来说就更喜欢喝了。其实对于泄泻的人,包括对痢疾的人来讲,他都不想吃饭,他的消化吸收功能也是下降的,就给他增加能量和营养,加白砂糖更好。王清任方注里面也写得很好:"此方乃余之心法",也就是他自己的心得体会，"不独治小儿痘症痢疾，大人初痢、久痢，皆有奇效"，不仅仅治小儿痢疾。大家可以记住这张黄芪滑石汤，它可以治疗大人痢疾初期、痢疾时间久。其实我们中医里边有很多方子治疗痢疾时间久，久痢除了真正的痢疾以外，还有一些肠炎、慢性结肠炎，用这个方会不会有效呢？也应该是有效。滑石是个极好的药，不要以为滑石是个矿物药，好像吃多了对人有害，实际上是非常好的一个药。"然大人初痢，滑石用一两五钱"，那要多大剂量呢？将近50g了，要用到这么大量。"白糖一两，不必用黄芪"，这就又告诉你，痢疾只用一味滑石就够了，连黄芪都可以不用。如果痢疾刚开始，用50g滑石就可以了。"久痢加黄芪，滑石仍用一两五钱"，时间久了加上黄芪。如果是通篇学完了你只记住滑石止泻痢也够了，而且要知道用量，40~50g，加上白砂糖也行，不用也行，反正能把滑石粉喝进去就行，而且这是一次喝的量。这个药很好喝的，治小孩拉肚子就用这个，滑石用水飞滑石面，现在咱们卖的药叫蒙脱石散，那不也是滑石类嘛。滑石的作用非常好，以后我们再专门讲每味药的时候，再去讲用药体会。我治疗秋季腹泻，秋季腹泻的小孩拉得很厉害，是轮状病毒感染的腹泻，滑石就很好用，这我都试过的。当然，所有的泄泻，不光是细菌感染，都可以用，痢疾也能用，病毒感染的依然非常好，所以说一定记住这个。

助阳止痒汤

【原文】

治痘六七日后，作痒不止，抓破无血，兼治失音、声哑。

黄芪一两　桃仁二钱,研　红花二钱　皂角刺一钱　赤芍一钱　穿山甲一钱,炒

此方治痘后六七日，作痒甚者，抓破无血。不是治初出痘一二日作痒之方。

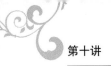
【方歌】

助阳止痒芪桃红,皂刺赤芍山甲同,

声哑失音同一治,表虚因里气不行。

【讲解】

助阳止痒汤也要学会,止痒可不是个简单的事:"治痘六七日后,作痒不止,抓破无血",就是痒得不行,抓破了还不出血,那么我们会在什么情况下见到这种情况,除了痘疹以外,湿疹最容易见到,皮肤又粗又厚。其实痘疹也是皮肤的病变,那么我们就可以把这个引入到治疗湿性、干性湿疹的瘙痒里边来,这是有效的,而且兼治失声、声哑。这个方子很简单,大家看,"黄芪一两,桃仁二钱研,红花二钱,皂角刺一钱,赤芍一钱,穿山甲一钱炒",你看总共也就这几味药,有点像补阳还五汤,但是量又没那么大,也没有用地龙,但是重点用了皂角刺和穿山甲,皂角刺、穿山甲、黄芪再加上桃仁、红花、赤芍治疗这种慢性皮肤的炎症性病变导致的瘙痒,是非常有效的。王清任说:"此方治痘后六七日,作痒甚者,抓破无血。不是治初出痘一二日作痒之方",我们起疱疹的时候,一开始也是痒,但是那个情况的痒是不用这个方子的,当然这里指的是天花,这个方子是治疗六七日以后,也就是说这时候气已经不足了,所以他才用黄芪。一开始痒还得用通经逐瘀汤,就像我们治疗急性皮炎湿疹一样,应该去选通经逐瘀汤。

足卫和荣汤

【原文】

治痘后抽风,两眼天吊,项背反张,口噤不开,口流涎沫,昏沉不醒人事,周身溃烂,脓水直流,皆治之。

黄芪一两　甘草二钱　白术二钱　党参三钱　白芍二钱　当归一钱　枣

仁二钱　桃仁一钱五分,研　红花一钱五分

　　水煎服

　　此方专治痘后抽风及周身溃烂。若因伤寒、瘟疫、杂症,疾久气虚抽风,抽风门另有专方。

【方歌】

　　足卫和荣芪草术,参芍归枣桃红扶,

　　抽风风字前人误,服此还阳命可苏。

【讲解】

　　最后一个方子是足卫和荣汤,到最后了就只是补益,已经严重虚弱了,所以补卫气和荣。"治痘后抽风,两眼天吊,项背反张,口噤不开,口流涎沫,昏沉不醒人事,周身溃烂,脓水直流,皆治之",这里边重点是黄芪、甘草、白术、党参四味药,四君子汤的茯苓换成了黄芪;有白芍、当归,也没用川芎、熟地,这是养血的。这个方子是补气、养血的。然后用枣仁、桃仁、红花,枣仁也是一个补益的药,还可以养血,那么他养血药用了三个:白芍、当归和枣仁,活血就用了桃仁和红花。"此主专治痘后抽风及周身溃烂",治疗严重的气血不足,门诊有时候我们之所以给病人用大量的黄芪,用到90g,实际上就是必须得扶住正气,也用当归,然后我们把这个方子缩小成了当归黄芪汤,其实就是当归补血汤,以这个为主。从王清任这里面看出来了,不补益气血,严重气血损耗疾病后期就没法好,所以说王清任这一篇讲了感染性疾病气血损伤的整个过程,讲得非常清楚,而且不同阶段都有治疗处方,他讲的这些东西我们不要以为只是治疗天花用的,可以拿来用于内科及其他各种相关的感染性疾病。如果学完这个,能有这样的认识,然后慢慢把这些方子记下来,临床中灵活运用,那么这篇就没白学。

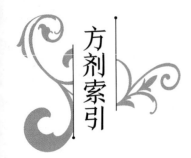

方剂索引

57检